Claudia Pilatus
Gisela Reinecke

Es ist doch nur ein Hund …

Trauern um Tiere

KYNOS VERLAG

Für Joucka & Charly,
für alle Tiere dieser Erde,
für die beweinten und die unbeweinten.

© 2006 KYNOS VERLAG
Dr. Dieter Fleig GmbH
Konrad-Zuse-Straße 3
D-54552 Nerdlen/Daun
Fon: 06592 957389-0
Fax: 06592 957389-20
www.kynos-verlag.de

6. Auflage 2015

Titelbild © Elliot Erwitt/Magnum Photos/Agentur Focus

Zeichnungen von Nike Schenkl

Gedruckt in Lettland

ISBN 978-3-938071-28-1

Inhaltsverzeichnis

Einführung

Auf den Flügeln der Zeit fliegt die Trauer davon ...

Dies ist kein Trostbuch, weil kaum etwas tröstet, wenn wir Abschied von einem geliebten Lebewesen nehmen müssen. Das Buch kann aber helfen, sich auf den Verlust vorzubereiten und, wenn der schlimmste Schmerz verklungen ist, neuen Mut zu schöpfen und wieder zu lernen, froh zu sein.

Trauern, auch das Trauern um Tiere, kann zu neuer Einsicht über die Endlichkeit des Lebens führen, zu einem Lehrstück des Lebensthemas »Loslassen« und »Neubeginn« werden.
Trauern kann als Chance begriffen werden, das Geheimnis dieses ständigen Flusses des Kommens und Gehens von Leben zu erahnen.

Dass zu einem erfüllten Leben das Sterben und der Tod gehören, erfahren wir an unseren Tieren wie in einem Zeitraffer.
Zu Anfang erscheint der Schmerz nach dem Verlust eines geliebten Lebewesens unerträglich. Doch wir dürfen erleben, dass wir weitergehen, neuen Erfahrungen und einem neuen Leben entgegen.
Vergessen werden wir sie dennoch nie, unsere Cathys, Ladys, Jouckas, Charlys und wie sie alle heißen ...

Cathy ist tot.
Wir haben die Hündin gestern einschläfern lassen.
Ihr Tod war so würdevoll wie ihr Leben. Sie wollte gehen. Sie hat im Wartezimmer nicht wie Espenlaub gezittert, nicht mit den Zähnen geklappert, wie all die Jahre vorher. Cathy ist 16 Jahre und vier Monate alt geworden. Ein wunderbares Alter für einen Hund.
Sie bekam eine Spritze, Beruhigung und Gift in einem.
Ihre Augen waren klar und ganz ohne Angst. Ihr Atem ging ruhig. Es dauerte ein, zwei Sekunden. Dann sagte der Arzt leise: »Tschüs Cathy ... nun ist sie tot.«

Es ist so schwer, Abschied zu nehmen, loszulassen. Auch von einem Tier. Der Verlust eines geliebten Haustieres, so urteilen Psychologen, wiegt für die Betroffenen oft so schwer wie der Verlust eines sehr nahe stehenden Menschen.
Der Tod, auch der Tod eines Tieres, ist ein schwerer Weg und ein langer, schmerzlicher Abschied. Sterben, die Amerikaner sagen » she passed by« – ein

Vorübergehen. Lassen wir sie gehen ...
Für Menschen ohne Tiere ist diese Trauer oft ein unverständlicher Vorgang. Sie begreifen es nicht. Sie empfinden es übertrieben, albern, kindisch,
ja manchmal sogar verwerflich.

Tiefe, verzweifelte Trauer um ein Tier, um eine Kreatur, um ein uns geistig unterlegenes Geschöpf – ist das nicht Blasphemie? Wir, die wir uns die Tiere untertan machen sollen *), wir, »die Krone der Schöpfung«, vergießen heiße Tränen, fallen in Depression, werden krank, wenn ein zu uns gehörendes Lebewesen stirbt.
Ist das unangemessen, richtig, falsch?

Wir wagen den Versuch, über diese Gefühle zu schreiben.

*) Wachset und mehret euch und füllet die Erde und machet sie euch untertan und herrschet über die Fische im Meer und die Vögel des Himmels, über das Vieh und alle Tiere, die auf Erden sich regen. Gen 1,28

Anmerkung:

Wenn die Autorinnen von Annette, Benny, Cathy, Charly, Dinah, Joucka, Lady und Coco erzählen, sprechen sie von ihren eigenen Tieren.

Und noch etwas:
Während das Buch entstand, starb die blonde Labradorhündin Joucka durch einen Verkehrsunfall. Und ein Jahr und zwei Monate später starb Charly, der im wahrsten Sinne des Wortes »herrliche« Irish Setter.

Darum haben wir dieses Buch Joucka & Charly gewidmet –
und allen Tieren dieser Erde, den betrauerten, den beweinten und den unbeweinten.

Wer als Mensch je ein Tier zum Freund hatte, weiß, wie hilflos wir aufrecht gehenden Geschöpfe gegenüber der großen Liebe sind, die unsere Tiere uns entgegenbringen. Wir haben dem wenig entgegenzusetzen.

Unumkehrbares Schicksal
Was nun?

Liebe Claudia,
Joucka ist tot. Überfahren. Sie ist mir auf der Brücke plötzlich ausgerissen, eine Böschung runter und gegen ein Auto gelaufen. Sie war sofort tot.
Wir hatten einen wunderschönen Sonnen-Spaziergang gemacht, über das weite Feld am Flughafen. Die Lerchen standen über der Heide und ich war glücklich, den weiten Himmel und die fröhlichen Hunde zu sehen.

Wir gehen wie immer, wie so viele, viele Male über diese Brücke, die über die Schnellstraße führt.
Plötzlich sehe ich Joucka links die Auffahrt runterlaufen. Ich folgte ihr ohne Sorge. Dann höre ich noch ein Knacken in den Rosenhecken, sehe sie auf der Straße.
Ein Knall, ein kurzes, erstauntes Jaulen …
Ich schreie, ich rufe. Sie liegt da. Der Bauch offen. Sie ist tot.
Ich spüre nichts, nur Taubheit.
Ich nehme Dinah an die Leine. Der Fahrer ruft die Polizei.
Ich knie am Straßenrand. Dinah neben mir.
Es ist nicht wahr. Es ist nur ein böser Traum, denke ich.
Ich laufe nach Hause und schreie: Joucka ist tot.

Wir schreiben ein Buch über die Trauer um Tiere.
Aber nichts kann den Schmerz beschreiben. Es tut körperlich weh.
Ich kann es kaum aushalten. Ich fasse es nicht.
Der Tod kam so plötzlich.
Cathys Tod, Bennys Tod, der Tod durch Krankheit, Alter ist eher verständlich.
Aber ein Unfall, vielleicht noch durch mein Verschulden, das ist kaum zu ertragen.
Wie lebe ich damit? Ich weiß es nicht und beuge mich vor meinem Schicksal und möchte doch alles tun, um es nicht wahr sein zu lassen.
Ist es Zufall, Bestimmung, Fügung? Was soll, was muss ich jetzt begreifen? Wie ertrage ich diese Unaufmerksamkeit, diese Sekunden des nicht Aufpassens? Ich weiß es nicht.
Ich bin so verzweifelt. Hätte ich sie doch gerufen! Ich kann nicht einmal weinen.
Hier gibt es keine Möglichkeit den Hund zu begraben. Was tun?
Deine Gisela

Liebe Gisela,
ich glaube nicht, was ich lese. Wie kann ich trösten? Ich meine, es sollte wohl so sein. Was hat Joucka gerufen? Wem oder was ist sie gefolgt, als sie in die Ewigkeit lief? Das können wir nicht beantworten. Mache Dir keine Vorwürfe. Es ist immer dieses Stückchen Unberechenbarkeit im Hund – und Freiheit ist immer auch ein Stückchen Risiko. Irgendwann wirst Du über Joucka auch eine Geschichte schreiben. Mir liegt die Frage des toten Hundekörpers nicht so am Herzen, wie Du vielleicht in unseren Aufzeichnungen feststellst. Jouckas Seele ist schon auf und davon ... mach Dir um Jouckas Körper keine Sorge, sie braucht ihn jetzt wirklich nicht mehr – so banal das klingt.
Versuche Joucka nachzuhorchen. Ich habe das Gefühl, wenn ein Lebewesen, das man liebt, stirbt, es zuerst suchen zu müssen, eben weil die Seele sich in andere Räume begibt, es noch einmal mit lauter Stimme rufen zu müssen. Irgendwann merkst Du dann, das, was Du mit Joucka erlebt hast, ist in Dir – unauslöschlich und wertvoll.
Wir sind sehr traurig.
Deine Claudia

Liebe Claudia,
wir haben Joucka im Garten begraben.
Ich kann es nicht begreifen, nicht aushalten.
Jetzt hat Dinah schon den zweiten Kameraden überlebt.
Liebe Claudia, ist es Vorsehung? Musste es passieren? Ist es mein Fehler? Ich hatte sie nicht an der Leine. Aber mehr als drei Jahre gehen wir über diese Brücke und nie ist sie mir davongelaufen. Nie dort. Nie die Böschung runter. Nur an diesem 11. April.
Warum?
So muss ich nun etwas erleben, über das wir gerade nachdenken, schreiben, versuchen eine Antwort zu finden.
Und ich kann es immer noch nicht fassen. Ich möchte nur schreien.
Cathy starb mit 16 1/2, Benny an Krebs mit elf Jahren. Joucka durch einen Unfall, eine Unachtsamkeit, mit vier Jahren ...
Dinah ist ganz lieb, ganz gefasst, ganz eigenartig und sehr mitfühlend. Sie weiß, was geschehen ist, spürt unsere Trauer und lässt mich keine Sekunde aus den Augen.
Ich bin wie gelähmt. Immer noch.
Deine Gisela

Liebe Gisela,
der eigene Schmerz ist immer ganz anders, ganz persönlich und eben auch ganz persönlich bedrohlich.
Trotzdem: Wir sollten das Buch Joucka widmen.
Mit ihrer Geschichte.
Die schrecklichen Bilder von Jouckas Ende werden bleiben – aber das war nicht ihr ganzes Leben. Das war ein Augenblick.
Mir geht Euer schlimmes Erlebnis nahe, aber trotzdem bin ich natürlich nicht so emotional involviert. Und außenstehend denke ich, alles, was auf der Erde geschieht, hat irgendwo einen Zweck, ist nicht Zufälligkeit. Es gibt einen Sinn: Dass Jouckas Tod ihre Menschen enger zusammenführt, dass sie eine Auseinandersetzung mit dem Leben und dem Tod fordert, dass jetzt Deine Gefühle und Gedanken für anderes frei werden – ich denke, das ist kein Zufall. Trost finden ist schwer – und was wir auch immer schreiben oder Menschen je geschrieben haben, das können nur Angebote, Ideen sein – und die sind wertvoll – auch wenn das Leben immer anders ist.
Den Text aus Viktorianischer Zeit, den Dr. Fogle zitiert, den ich jetzt gerne lese und hinschreibe, habe ich nach Ladys Tod mit keiner Zeile lesen können, dazu war ich einfach nicht fähig.
Als mein Bruder gestorben war, hatte ich das Gefühl, ihn laut rufen zu müssen, um mich zu überzeugen. Als ich das irgendwann getan habe, habe ich keine Antwort bekommen – und das war wie die Bestätigung: Er ist fort.
Menschen, die sich mit den Dingen des Lebens eher abfinden, die leichtfertig über den Schmerz hinweggehen können, sind nicht unbedingt im Vorteil – wer weiß, wo das in der Persönlichkeit hängen bleibt.
Darum meine ich, es ist gut zu trauern, dem Gefühl jetzt wirklich nachzugehen.
Wenn so viel Lebensenergie sich von jetzt auf gleich auflöst, können wir nicht sagen, das war's ... Das ist vielleicht Sinn und Zweck der Trauer, innehalten und horchen.
Deine Claudia

Liebe Gisela,
Alter, Krankheit, Unfall – ich denke, wenn ein Unfall dem Leben ein Ende setzt, wird plötzlich so viel Energie frei. Sie muss sich einen neuen Weg suchen, setzt die Überlebenden einer großen Belastung aus.
Joucka prägte ihre Menschen, Dich, hinterlässt ihre Spuren, schrieb ein Stück Deiner, Eurer Geschichte.
Die Veränderung von jetzt auf gleich durch einen Unfall wirft uns brutal in eine neue Situation.
Mit einem Eklat, einem Paukenschlag verlässt das geliebte Lebewesen die Welt und hinterlässt bei den Überlebenden ein tiefes Trauma. Da sind die Bilder des

jähen Endes, die wir nicht mehr sehen wollen und doch nicht aus dem Kopf verbannen können.
Sicherlich hatte Joucka bis zu dem Zeitpunkt ihres Unfalls ihre Freiheit, sicherlich überwiegen die schönen Stunden ihres Lebens bis zu ihrem kurzen Ende. Aber wer weiterlebt, der muss mit dem Erlebnis der brutalen Trennung, des jähen Auseinanderreißens einer wunderschönen Bindung, eines gewaltsamen Abreißens der Lebensader des geliebten Wesens weiterleben ...
Wer weiterlebt, neigt dazu, sich zu bestrafen mit Vorwürfen, die er möglicherweise auch noch von seiner Umwelt bestätigt bekommt. Er martert sich mit Eventualitäten, ja, was hätte nicht alles anders sein können, was hätte ich verhindern müssen. Das, was hätte sein können oder eben nicht sein durfte, kann schlimmer wiegen als die Wirklichkeit, es macht uns wahnsinnig.
Sind unsere Tiere uns da nicht voraus?
Wenn ein liebes Tier stirbt, müssen wir trauern, sind wir traurig.
Wir stehen da, mit unseren Gefühlen, alleine.
Denn, wie tief der Schmerz geht, das erfährt ein Mensch nur für sich selbst, das lässt sich von anderen Menschen immer nur unzulänglich erfassen und mitteilen.
Wenn nach einer Zeit die Wunde, der Schmerz milder wird, wir auf das schlimme Erlebnis zu blicken wagen, uns mit anderen Menschen austauschen können, ihre Aussagen über ihren Schmerz wahrnehmen, spüren wir, wie vielfach das Leiden ist. Und irgendwann finden wir heraus aus dem Grübeln, Zurückschauen-Müssen, »mit blauen Flecken auf der Seele« (hat Françoise Sagan gesagt).

Tiere und manche Menschen helfen wunderbar, dem Leben verbunden zu bleiben und es immer wieder neu aufzunehmen – auch wenn es manchmal so scheint, dass wir irgendwann mehr oder zumindest genau so viele tote wie lebende liebe Wesen kennen.
Wie kann ich Abschied nehmen, wenn ich ihr Haar, ihren Körper noch in meinen Händen spüre, ihre Laute höre, jede ihrer Bewegungen in meinen Augen noch lebendig ist.
»Das jahrelange Hören des mir auf den Fersen folgenden Hundes hatte einen so nachhaltigen Eindruck in meinem Gehirn hinterlassen – die Psychologie nennt dieses Phänomen ein eidetisches Nachbild – dass ich den Hund mit wahrhaft sinnlicher Deutlichkeit noch wochenlang nach seinem Tode auf meiner Spur traben hörte. Hörte ich bewusst hin, war das Tappen und Schnaufen schlagartig verstummt, aber sowie ich an etwas anderes dachte, glaubte ich es wieder zu vernehmen.« (Konrad Lorenz)

Wir Menschen wissen nicht, was genau das Leben ist und schon gar nicht, was Tod bedeutet. Welche Energien bleiben, wo gehen sie hin? Also schaffen wir

uns Konstrukte, Glaubenssätze, Vorstellungen. Sie sollen erklären. Sie sollen trösten. Sie sind Versuche, vielleicht billige Versuche, Fassungslosigkeit auszudrücken. Aber sie können helfen.
Wenn wir uns darauf einlassen, ein Lebewesen, ob Mensch oder Tier, in unser Leben zu lassen, gehen wir das Risiko ein, sein Ende mitzuerleben, zurückzubleiben, zu überleben. Das Wagnis einzugehen, einen Menschen oder ein Tier zu lieben, kann weh tun.
Die Trauer ist das gleiche Gefühl mit umgekehrtem Vorzeichen, wie es Liebende erleben.
Deine Claudia

Liebe Claudia,
Was für ein Zusammenhang ...
Claudia, kann es sein, dass der Tod von Joucka eine Botschaft für mich sein soll?
Muss so etwas Schreckliches geschehen, um neue Wege gehen zu können, um endlich das Vergangene loszulassen?
Und noch etwas, der Tod von Joucka hat es für mich ganz deutlich gemacht, was Eugen Drewermann in seinem Buch »Über die Unsterblichkeit der Tiere« schreibt: Tiere haben eine Seele. Jouckas flog davon am 11. April 2005 gen Osten über das weite Feld, das sie so liebte, hoch zu den jubilierenden Lerchen in den Himmel und die Ewigkeit. Ihr Körper war so leer, so anders, nachdem sie ihren letzten Atemzug getan hatte. Es war nicht mehr sie.
Deine Gisela

Liebe Gisela,
auch wir denken immer an Joucka. Und vor allem an die Überlebenden.
Vielleicht ist es wirklich so, dass sich die Menschen, die übrig bleiben, ein bisschen wie die Opfer fühlen müssen.
Das Leben mit dem Straßenverkehr ist für die Tiere besonders unberechenbar, obwohl es meistens namenlose Opfer sind. Das Einzige, das tröstet ist, dass der Tod meist kurz und plötzlich ist.
Mir fällt ein, dass ich als Teenie eine Freundin hatte, deren Dackel Purzel auf einem Feldweg überfahren wurde. Wir sind Tage lang zu der Blutlache gegangen, die immer kleiner und trockener und weniger wurde ...
So schwindet eben alles. Und nichts ist zu ersetzen.
Der Schmerz, der Schock nach einem Unfall ist wahrscheinlich länger als nach einem langen, absehbaren Alterungsprozess oder langer, schlimmer Krankheit, weil wir uns nicht auf den Tod des Tier-Freundes vorbereiten können.
Nichts war, nichts wird sein, alles ist, alles hat Wesen und Gegenwart, hat

Hermann Hesse dem jungen Buddha in den Mund gelegt. Und irgendwie stimmt das. Auch das, was war, ist da. Immer.
Deine Claudia

Liebe Claudia,
Trost finden – es gibt jetzt keinen. Nichts, das wirklich über den Verlust hinwegtrösten kann. Es muss die Zeit sein, die hilft. Zumindest hoffe ich es.
Deine Gisela

Monate später ...

Monate sind ins Land gezogen. Joucka ist in unserem Herzen. Aber da ist ein neuer Hund gekommen. Coco mit Namen, eine braune, liebenswürdige Labradorhündin. Ein Überraschungshund, der eigentlich zur Zucht genommen werden sollte, weil er so schön ist. Aber dann erwies sie sich als zu ängstlich. Ein Anruf. Ein kurzes Zögern. Wir haben JA gesagt und ein paar Tage später waren wir auf dem Weg nach Bordeaux, um Coco abzuholen.
Sie ist nicht nur schön und lieb, sondern auch sehr anhänglich. Sie folgt mir auf Schritt und Tritt. Gerade legt sie wieder ihre Nase auf die Tastatur des Computers. Sie ist anders. Sie ist ein großes Glück und ein großer Gewinn. Ich liebe sie sehr. Das hätte ich mir vor Monaten nie vorstellen können.

Darum schöpfen Sie Mut, wenn Sie trauern, weil Sie gerade Ihr Tier verloren haben oder vor dem Abschied stehen. Vielleicht kann dieses Buch, das vor allem eine Liebeserklärung an die Tiere um uns ist, Ihnen helfen, neue Kraft, neue Freude zu schöpfen, wenn Sie verlassen wurden. Von wem auch immer ...

1.

Faszination Tier

Momentaufnahmen von Tieren in unserem Leben
Das Tier in der Mythologie und in den Religionen
Von der Unsterblichkeit, der Seele der Tiere

Tierische Botschaften

»Ich weiß, es klingt furchtbar, dass ich das sage, aber Ihr Hund darf nicht vor Ihnen sterben. Wir, die ganze Familie haben den Tod unseres Cockers vor Jahren nie richtig überwunden. Wir trauern noch heute.«

Der gepflegte, offensichtlich gebildete, ältere Herr regt sich sehr auf. »Nein, das könnten Sie nicht verkraften«. Er streichelt dabei über den rot schimmernden Kopf des Irish Setters mit Namen Charly, der die ganze Zuwendung und Bewunderung mit einer für ihn typischen Gelassenheit genießt. Mit seinen Riesenpfoten steht er wie ein Fels in der Brandung dieses menschlichen Emotionstaumels. Sein Blick geht in die Ferne, starr geradeaus.

Charly, der Hund, ist er Beschützer, ist er für seinen Menschen verantwortlich? Er ist ein Begleiter des Menschen, für den er Sorge tragen muss?
Welche Rolle spielen die Haustiere in unserem Leben?

Wie sehr muss dieser Mann unter dem Tod seines Cocker Spaniels gelitten haben. So sehr, dass er wünscht, niemand solle oder könne ein solches Verlusterlebnis erleiden. Diese Einstellung erscheint einigermaßen befremdlich.
Besser und verantwortungsvoller ist es sicherlich, wenn wir unsere Tiere überleben und sie bis zuletzt behüten.

Charly, der Fels in der Brandung, ihm traut dieser Herr die Kraft zu, den Verlust seiner Menschen zu überstehen. Der Hund ist der Inbegriff von Treue, Zuverlässigkeit, Stärke. Ordnen wir dem Tier etwa die Tugenden zu, die wir gerne selber hätten?
Wacht der Hund über seine Menschen und würde er ohne seine Menschen fröhlich weiterleben?

Was sehen wir in unseren Tieren? Das Tier? Den besseren Menschen? Schmerzt es uns darum so sehr, wenn ein Tier stirbt? Was fehlt uns ohne Tier?

»Er liebt mich so sehr, er darf noch nicht sterben«, deutet die Besitzerin eines greisen, hoch betagten Hundes an. Ist das nicht der Ausdruck eines Missverständnisses, eines Irrtums? Die Angst, das geliebte Tier einer ungewissen Unendlichkeit zu überlassen? Die eigene Angst? Ist das nicht purer, verantwortungsloser Egoismus?

»Ich möchte nur zu gerne wissen, was dieser Hund denkt!« So wundert sich ein Musikprofessor regelmäßig, wenn er den roten Charly trifft und dieser mit hartnäckigem, ja starrem Blick seine Umgebung observiert. »Ich glaube, er beachtet uns gar nicht.« Oh, doch, dieser Hund registriert genau, wenn er etwas oder jemanden erspäht und weiß, ob ihn die Beobachtung freudig, ängstlich, ärgerlich stimmt.

Ist er lediglich ein gut veranlagter Vorstehhund? Ist er ein kluger Hund? Ist er neugierig, interessiert? Einige Menschen halten ihn für stolz. Können Tiere überhaupt stolz sein?

Was deuten wir in sie alles hinein?

Der Hund stimmt uns glücklich, wenn er begeistert seinen Leinenbeutel trägt, durch die Landschaft stürmt, auf Pfiff kommt, uns freundlich anstupst, um seine Streicheleinheit zu holen. Ist das Zuwendung, Liebe vielleicht?

Nicht nur die Persönlichkeit des Tierbesitzers hat Einfluss auf das Verhalten des Tieres, auch das Tier prägt seinen Menschen. Wir widmen ihm über Jahre Gedanken, Handlungen, Gefühle. Unsere Haustiere beschäftigen unser Denken und Fühlen. Sie geben uns Wärme und Freude. Tiere sind positiv, sind heilende Therapie für Einsame, Alte, Kranke und Ausgestoßene.

Was für ein Team, der Obdachlose vor dem Kaufhaus, der Schlafstätte und Nahrung mit seinem Hund teilt, sich für nichts in der Welt von ihm trennen würde. Oder die alte Dame, die im Wald mit ihrem Dackel Versteckspielen übt. Der kleine, etwas übergewichtige Kerl ist ihr ein und alles.

Kein Wunder, dass unsere Tiere uns schmerzhaft fehlen, wenn sie sterben – zumindest für eine gewisse Zeit. Aber was fehlt uns genau?

In einem Haus in Berlin lebt eine Katze, die die Bewohner zusammenhält. Sie ist die Seele des Hauses, der Menschen-Gemeinschaft. Jeder Bewohner trägt für sie Sorge, sie hält die Menschen wie durch eine stille Vereinbarung zusammen. Was würde ohne sie sein?

Die Besitzerin eines Katers offenbart in einem Gespräch, ihr Leon ist an so manchem Tag der einzige Grund dafür, dass sie aufsteht und sich dem Leben stellt.

Wir begegnen unseren Tieren mit unseren menschlichen Gefühlen. Auch das Gefühl der Trauer ist in dieser Beziehung nicht ausgenommen. Brauchen unsere Tiere unsere Trauer? Wohl nicht. Dennoch wird sich kaum ein Mensch ohne Empfindung von seinem geliebten Tier trennen. Können Tiere trauern?

Als Charlys Nachbarhund, ein Westie, plötzlich gestorben war, wartete Charly wochenlang abends vergebens darauf, dass sein kleiner Freund Micky zum Spaziergang erschien. Er vermisste ihn – oder nur die Gewohnheit? Wenn ihm Mickys Menschen ohne Hund begegneten, verbellte er sie mit großen Augen. Rief er seinen Freund? Im Laufe der Zeit lernte Charly um. Sein abendliches Warten wurde nicht mehr mit einem gemeinsamen Spaziergang belohnt. Dann irgendwann änderte er sein Verhalten und fand neue Freunde und Abenteuer für den Abend.

Was empfand die Mischlingshündin Dinah als sie ihren Freund Benny, einen Golden Retriever, zum Tierarzt begleitete? Benny ging es nicht gut. Er starb einen Tag später, was niemand damals wusste. Im Wartezimmer ging Dinah zu Benny. Sie leckte zärtlich seine Schnauze. Dann legte sie sich einige Meter entfernt von ihm hin und schlief ein. Es schien im Nachhinein, als hätte sie Abschied genommen. Ohne große Emotionen. Weise und klug. Das Tier akzeptiert den Lauf des Lebens instinktiv, den der Mensch so gerne beeinflussen möchte.

Die Brücke zum Jenseits

»Von allen Hunden, die er auf der Welt gesehen hatte, waren keine so gefärbt wie diese. Sie waren leuchtend weiß, und ihre Ohren waren rot.« So wunderte sich König Pwyll von Dyfed. Herr dieser Hunde war Arawn, der König von Annwn, der Gott der Unterwelt in der magischen Anderswelt. Arawns Hunde mit den roten Ohren traten als Todesboten auf.

Keltische Mythen von der Anderswelt assoziierten die Farbe Rot mit dem Tod.

In der keltischen Mythologie kam Da Derga, der rote Gott, auch Donn genannt, der Gott des Todes, mit einem Rudel von neun weißen Jagdhunden daher. Weiß wies auf das Übernatürliche hin.

Hunde faszinierten die alten Kelten aber auch, weil sie den Hunden heilende Kräfte zuschrieben. Denn, wie wir alle schon beobachtet haben, lecken Hunde ihre Wunden heil. Nodens, der Gott der Heilung, wurde darum in seinem Heiligtum Lydney in Gloucester in England mit Hunden abgebildet.

Die Hunde der Mythologie begegnen uns als Begleiter der Götter und als Bote aus dem Jenseits. So sandte die Hindu-Gottheit Indra die Hündin Sarama voraus, die auch als Symbol der Morgendämmerung betrachtet wird. Sarama gebar die beiden vieräugigen Hunde, die Sarameyas, des Totengottes Yama. Sie liefen als Boten zur Erde, um Lebenden den Tod zu verkünden.

Es klingt wie ein Ruf in eine mysteriöse, andere Welt, wenn der Setter Charly den Kopf in den Nacken legt, Nase und Augen zum Himmel reckt und herzerweichend heult. Dabei ist dieses herzzerreißende Jaulen durch nichts anderes ausgelöst als durch das profane Heulen eines Martinshorns. Trotzdem fällt es bei diesen Jammertönen leicht zu glauben, Hunde hätten einen engeren Bezug zum Jenseits, zu den geheimnisvollen Zwischenwelten, als wir Menschen.

Die alten Griechen stellten sich Hekate, die Tochter der Nacht und Gebieterin der Geister und Gespenster, von der es hieß, dass sie sich gerne an Begräbnisstätten aufhielt, in Begleitung einer heulenden Hundemeute vor.

Vielen alten Kulturvölkern galt der Hund als Totenbegleiter, als Seelenträger, als Wächter der Unterwelt.
In Gestalt von Hunden wanderten die Seelen durch das Zwischenreich, bevor ihnen der Eingang in das Jenseits möglich wurde.

Bei den Germanen war es Wotan, der in den zwölf Nächten nach der Wintersonnenwende mit einem Gefolge von Hunden und Wölfen als wütender Jäger durch das Land zog. Sein Gefolge waren die ruhelosen Seelen der Menschen, die kein ordnungsgemäßes Begräbnis erhalten hatten. Die germanische Unterwelt, das Reich der Hel, wurde von Garm, dem Hund mit blutbefleckter Brust, bewacht.

Die Römer stellten die Laren, die Hausgötter, die die Seelen der Verstorbenen verkörperten, mit einem Hundefell bekleidet oder in Begleitung von Hunden dar.

Am Eingang zur griechischen Unterwelt wurden die Seelen, die in den Palast des Hades eintraten, von dem mehrköpfigen Hundeungeheuer Cerberos freudig schweifwedelnd begrüßt. Wer aber flüchten wollte, wurde von ihm verschlungen.

Der Gott Xolotl wurde als Hund dargestellt und eröffnete den Seelen der Azteken den Weg in die Unterwelt.

Die Algonkin-Stämme Neuenglands töteten die wertvollen Hunde eines Sterbenden, damit diese vor ihm in der anderen Welt ankommen konnten. Wenn er dann starb, wickelten die Stammesangehörigen seinen Körper in Häute, mit den Knien gegen den Leib und den Kopf auf den Knien. In dieser Stellung, wie im Mutterleib, begruben sie ihn mit seinem Besitz wie Bogen, Pfeilen, Taschen, den vielen Geschenken der Zurückbleibenden und seinen Hunden.

Die Ägypter stellten Chontamenti, später Anubis genannt, den Herrn der Nekropole von Abydos, als liegenden Hund oder Schakal dar. Der Legende nach war Anubis ein Sohn des Osiris, den dieser illegal mit seiner Schwägerin Nephthys gezeugt hatte. Er sollte für die Götter wachen wie die Hunde für die Menschen. Als schwarzer Hund bewachte er die Türen der Felsengräber.

Die besonders enge Beziehung vom Menschen zum Hund erklären auch die Mythen.

Hunde sind Begleiter von Göttern, aber selbst meist keine Götter. Sie behalten die Verbindung zum Menschen. Der Hund vermittelt zwischen Diesseits und Jenseits. Das geheimnisvolle Zwischenreich ist ihm vertraut. Er ist der Freund der Menschen, aber mit erstaunlichen Fähigkeiten ausgestattet.

Erklärt dieser Mythos den siebten Sinn der Hunde?

Die Perser, die im zehnten Jahrhundert Zarathustras Religionslehre nach Indien brachten, waren überzeugt, dass die Menschen die Wachsamkeit und die speziellen Sinne des Hundes brauchten:

»In der irdischen Existenz sind sie die Wächter von Menschen und Herde. Und wenn es keine Hunde gäbe, hätte man kein einziges Schaf aufziehen können. Deshalb soll man täglich eine Ration Brot zum Wohl der Hunde ausgeben. Denn man bedarf ihrer Hilfe für die Seele an der Brücke zum Jenseits.«

Der persische Religionsstifter Zarathustra selbst sah den Hund als vielseitiges Wesen, mit praktischen, übersinnlichen und ebenso mit devoten und kindlichen Eigenschaften.

»Ein Hund lässt sich mit acht Menschen vergleichen:

Er zeigt Gebaren wie ein Priester, denn er ist so anspruchslos wie ein Priester;

er zeigt Gebaren wie ein Krieger, denn er schützt das Haus wie ein tapferer Krieger;

er ist wie ein Hirte, denn er hütet die Herden so gut wie ein Hirte;

er ist wie ein Knecht, denn er folgt allen Winken wie ein Knecht;

er ist auch wie ein Dieb, denn er kennt die Nacht wie ein Dieb;
er ist wie ein Geisterbeschwörer, denn er sieht die Geister und vertreibt die Dämonen mit seiner Stimme wie ein Geisterbeschwörer;
er ist wie eine Dirne, denn er ist jedermann gefällig wie die Dirne und verrichtet wie sie am Wege die Notdurft;
und er hat ein Wesen wie ein Kind, er schläft gerne, streckt die Zunge heraus und läuft bereitwillig herum wie ein Kind.«

Der Hund ist der Seele des Menschen so nahe, dass er den Menschen trotz aller Fehler akzeptiert, sich ihm unterordnet, ihn begleitet in guten und in schlechten Zeiten. Er macht sich für den Menschen nützlich. Er hat mindestens einen Sinn mehr als der Mensch.

Ein durchaus ernstzunehmender Mann, der nicht ohne Hund sein kann, erklärt seine Hundebegeisterung so: »Ich bin als Hund auf die Welt gekommen.«
So mancher Hunde-, Pferde- oder einfach Tierliebhaber kann sich darum eine enge Verwandtschaft zu seinem geliebten Tier vorstellen.

Eugen Drewermann schreibt in seinem Bericht in »Die Zeit«: »Mehr Menschlichkeit mit Tieren« vom 2. August 1996:
»Die Tiere sind den Menschen ähnlich – daraus folgt für uns bis heute keinesfalls, mit ihnen so »ähnlich« umzugehen wie mit Menschen ...
Gestattet uns diese Ähnlichkeit mit den Mitgeschöpfen Gottes, um sie genauso zu trauern wie um einen Menschen? Immerhin verbinden uns 250 Millionen Jahre Evolution und mit jedem hoch entwickelten Säugetier eine Vielzahl von identischen Chromosomen bis auf winzigste Unterschiede.«

Die Eskimos erzählen: »Einstmals fiel ein Hund vom Himmel auf die Erde, und zwar auf die Insel Umnak. Dieser warf zwei Junge: das eine männlichen, das andere weiblichen Geschlechts. Aus der Verbindung dieser beiden hundepfotigen Wesen stammen die Menschen.«

Der Hund ist von allen Tieren der engste Verbündete des Menschen.
In der Sage von den Siebenschläfern heißt es, dass sie vor den Christenverfolgungen mit ihrem Hund Katmir in eine Höhle flohen und nach mehr als zweihundert Jahren samt Hund wieder geweckt wurden.

Tiere im Paradies

»Der Hund ist ein Gentleman; ich hoffe, dass ich in seinen Himmel kommen werde, nicht in den der Menschen.« Mark Twain, dem Erfinder der Geschichten von Tom Sawyer und Huckleberry Finn, war klar, dass ein Tier mit einem so tadellosen Benehmen und einem so einwandfreien Charakter wie der Hund, im Himmel weiterleben würde, und nur ein derartiger Himmel war auch für ihn erstrebenswert.

Der vom Humanismus beeinflusste Kirchenreformator Martin Luther antwortete einem Mann, der ihn fragte, ob sein Hund auch ins Paradies käme: »Ja, glaubst du denn, das Reich Gottes sei eine Wüste?«

Laut Bibelgeschichte wurden die Menschen aus dem Paradies verbannt, nicht jedoch die Tiere!

Der Mensch, der Tiere in Käfigen mästet oder in engen Verliesen gefangen hält, kann nicht an den paradiesischen Urzustand der Schöpfung glauben. Wenn er annimmt, er wäre der alleinige Bewohner des Paradieses, so verspielt er seine Verbindung zum Paradies durch derart lebensverachtendes Handeln.

Aus dem indischen Sanskritepos Mahabharata, das zwischen 500 vor und 500 nach Christus entstand, gibt Jeffrey Mason in seinem Buch »Hunde lügen nicht« folgende Episode wieder:

»Der mächtige Kaiser Yudischthira tritt gegen Ende seiner Herrschaft auf Erden seine letzte Reise an, nach Norden, in den Himalaja. Er wird von seinen vier Brüdern begleitet, den so genannten Pandavas, und ihrer gemeinsamen Frau, Draupadi. Ein kleiner Pariahund schließt sich der Reisegesellschaft an. Während des Marsches sterben nach und nach alle Angehörigen des kaiserlichen Hofstaates. Auch die vier Brüder und die Frau werden vom Tod ereilt. Yudischthira und der Hund setzen ihren Weg alleine fort. Endlich gelangen sie an das Ziel ihrer Reise. Sie befinden sich an den Pforten des Himmels. Indra, König der Götter, begrüßt den irdischen Herrscher in einem goldenen Streitwagen. Er fordert ihn auf, das Gefährt zu besteigen und ihn in königlichem und göttlichem Prunk ins Paradies zu begleiten.

Doch Yudischthira erwidert: ‚Dieser Hund, o Herr der Vergangenheit und Gegenwart, war mir ein beständiger und getreuer Gefährte. Es geziemt sich, dass er mich begleitet. Mein Herz ist voller Mitgefühl für ihn.'

Der König der Götter antwortet darauf: ‚Ihr habt heute, o König, Unsterblichkeit erlangt, vergleichbar der meinen, dazu Schätze, die sich über die ganze Erde erstrecken, Ruhm und alle Freuden des Paradieses. Lasst den Hund. Darin liegt keine Herzlosigkeit.'

Doch Yudischthira ist beharrlich: ‚O Gott der tausend Augen, leuchtendes Vorbild des rechten Wollens und Tuns, ich war stets um Rechtschaffenheit bemüht. Ich strebe nicht nach Schätzen, um derentwillen ich ein Lebewesen verlassen muss, das mir treu ergeben ist.'

Und Indra antwortet: ‚Für Erdenwesen, die in Gesellschaft eines Hundes Eintritt fordern, ist das Paradies nicht der rechte Ort. Dessen ungeachtet pflegen die Götter, die man Krodhavases nennt, solche Erdenwesen aller Verdienste zu berauben. Denkt darüber nach, o König der Rechtschaffenen. Lasst den Hund zurück. Es ist keine Grausamkeit.'

Yudischthira bleibt standhaft: ‚Ich werde diesen Hund nicht zurücklassen, koste es, was es wolle, um Glück und Zufriedenheit für mich selbst zu erlangen.'

Daraufhin versucht der König der Götter ein letztes Mal, ihn zu einem Sinneswandel zu bewegen: ‚Wenn Ihr Euch von dem Hund trennt, ist das himmlische Paradies Euer. Ihr habt Euch bereits von Euren Brüdern und der Frau trennen müssen. Ihr habt den Zugang zum Paradies durch Eure eigenen Taten erlangt. Ihr habt allen irdischen Gütern entsagt. Wie könnt Ihr so verwirrt sein und Euch weigern, auf etwas so Unwichtiges wie einen Hund zu verzichten?'

Yudischthira widersteht allen Überredungskünsten: Er führt an, er habe sich nur deshalb von seinen Brüdern und der Frau getrennt, weil sie tot seien, aber den Hund, der ja noch lebe, werde er nicht seinem Schicksal überlassen.

In diesem Augenblick nimmt der Hund seine wahre Gestalt an: In ihm hat sich kein anderer als der Gott der Rechtschaffenheit selbst verborgen.

Es leuchtet ein, dass dieses Tier gerade in Indien, einem Land, das noch heute für seine Hundefreundlichkeit bekannt ist, bereits fünfhundert Jahre vor Christi Geburt als Inbegriff der Treue, Ergebenheit und Liebe betrachtet wurde.«

Einige Denker und Vertreter der Kirchen hatten (und haben) jedoch etwas gegen die Vorstellung, dass auch Tiere ein Leben nach dem Tode haben.

Der Psychoanalytiker Sigmund Freud analysierte dies folgendermaßen: »Der Priester wird die Wesensgleichheit von Mensch und Tier nie zugeben, da er auf die unsterbliche Seele nicht verzichten kann, die er braucht, um die Moralforderung zu begründen.«

In seinem Roman »Die unerträgliche Leichtigkeit des Seins« schreibt Milan Kundera:

»Am Anfang der Genesis steht geschrieben, dass Gott den Menschen geschaffen hat, damit er über Gefieder, Fische und Getier herrsche. Die Genesis ist allerdings von einem Menschen geschrieben und nicht von einem Pferd. Es gibt keine Gewissheit, dass Gott den Menschen die Herrschaft über die anderen Lebewesen tatsächlich anvertraut hat. Viel wahrscheinlicher ist, dass der Mensch sich Gott ausgedacht hat, um die Herrschaft, die er an sich gerissen hat, über Kuh und Pferd, heilig zu sprechen. Jawohl, das Recht, einen Hirsch oder eine Kuh zu töten, ist das einzige, worin die ganze Menschheit einhellig übereinstimmt, sogar während der blutigsten Kriege.«

Chapman Pincher lässt seine Labrodor-Hündin in seinem Roman »Dido. Ich lieb mein Hundeleben« über christliche Moralapostelei nachdenken: »Da wir nicht wissen, was Sünde ist, können wir auch keine begehen, oder? Und wahrscheinlich ist das der Grund, warum uns eure Religion nicht ins Paradies lässt. Wir kämen alle automatisch hinein, eben weil wir ohne Sünde sind – genauso wie Wölfe und Esel und andere, während nach allem, was man hört, die Hälfte von euch in der Hölle braten müsste.«

Ein Tier befindet sich in einem paradiesischen Einklang – wenn es seinen Instinkten und Neigungen folgen kann. Denn gibt es keine Konflikte zwischen natürlichen Neigungen und einem Sollen, jede innere Regung ist gut. Es gibt keine Schuld, keine Sünde für das Tier. Trotzdem empfinden auch Tiere solche Gefühle, die wir als ein schlechtes Gewissen deuten könnten.

Konrad Lorenz schrieb in seinem Buch »So kam der Mensch auf den Hund« von seinem Bully, der ihn versehentlich biss, als er ihn bei einem aus Eifersucht geführten Kampf von seinem Rivalen trennte: Bully war »vom schwersten Nervenschock befallen, den es für einen Hund überhaupt geben kann. Er brach buchstäblich zusammen. Dann obgleich ich ihm nicht die geringsten Vorwürfe machte, sondern ihn sofort streichelte und ihm freundlich zusprach, lag er wie gelähmt auf dem Teppich, unfähig, sich zu erheben. Er hatte etwas getan, was »eine tief im Gefühlsmäßigen verankerte Hemmung verbot.«

Diese Gefühlsregung zeigte Bully aufrichtig und unverkennbar.

Ob aus so einer paradiesischen Unverdorbenheit das ehrliche, aufrichtige Wesen der Tiere zu erklären ist?
»Liebet die Tiere. Gott hat ihnen die Uranfänge des Denkens und eine ungetrübte Freude gegeben,« so der russische Schriftsteller Fjodor Dostojewski, für den es keine Frage war, dass Tiere denken und fühlen können.

Ist es so wichtig, ein Leben nach dem Tod in irgendeiner Form von Paradies oder im Himmel zu haben?
Brauchen die Menschen so eine Vorstellung, um sich über ihre Vergänglichkeit hinwegzutrösten und auch für die geliebten toten Menschen und Tiere eine Perspektive zu finden? Jürgen Drewermann, kritischer Moraltheologe und Ethiker, sagt: »Es gibt keinen Gott, wenn es keine Unsterblichkeit gibt«.

Und: »Unsere Hoffnung in dem schwarzen Meer der Vergänglichkeit besteht in der Erwartung eines ewigen Lebens.«

Der Hund scheint an seiner Unsterblichkeit nicht sonderlich interessiert. Er genießt seine Spaziergänge, will seinen Artgenossen begegnen, geht ganz in der selbstgestellten Aufgabe auf, für einen gefundenen Ball oder ähnliches ein geeignetes Versteck zu finden, ist außer sich vor Freude, wenn er einem ihm besonders sympathischen Hund oder Menschen begegnet und legt zielsicher eine große Strecke zurück, die ihn zu seiner Freundin führt.

Oder aber, ist er sich dieser Unsterblichkeit sicher und darum so unbeschwert?

Die Frage der Unsterblichkeit wäre für die Beziehung zwischen Mensch und Tier nicht so wichtig, wenn sie nicht mit der Frage nach der Seele verbunden wäre.

Denn einige Menschen, die sich als Krone der Schöpfung betrachten, können es nicht ertragen, andere Wesen mit Seele neben sich zu haben.

Und da nur die Seele unsterblich sein kann, sprechen sie diese den Tieren ab.

Friedrich Nietzsche, der Philosoph, der sein Denken von überkommenen christlichen Werten und Traditionen befreite, schwamm gegen den Strom der tierverachtenden Denker und sah im Menschen »durchaus nicht die Krone der Schöpfung: jedes Wesen ist, neben ihm, auf einer gleichen Stufe der Vollkommenheit.« Ganz im Gegenteil. Er behauptete: »Der Mensch müsse dem Tier als ein Wesen erscheinen, das den gesunden Tierverstand verloren hat.«

Vielleicht war ja ein Tierverstand den vermeintlich höheren, kirchlichen Wesen auch zu lächerlich.

Franziskus von Assisi, der mit den Tieren sprach, ist eher als Ausnahme unter den von der offiziellen Kirche geachteten Heiligen zu betrachten.

Klingt in dem Satz aus dem Alten Testament »Der Gerechte erbarmt sich seines Viehs« nicht doch so etwas wie Mitgefühl, Verantwortung für das Tier an?

Arthur Schopenhauer gab diese Äußerung allerdings nur Anlass, sich über die herablassende Haltung des Menschen gegenüber den Tieren zu empören. »Erbarmt – welch ein Ausdruck! Man erbarmt sich eines Sünders, eines Missetäter, nicht aber eines unschuldigen, treuen Tieres, welches oft der Ernährer seines Herrn ist und oft nichts davon hat als spärliches Futter.

Nicht Erbarmen, sondern Gerechtigkeit ist man dem Tier schuldig!«

Gerechtigkeit gegenüber den Tieren, das geht doch vielen Menschen zu weit, und darum ist es praktisch und beruhigend, die Auffassung zu vertreten, Tiere hätten keine Seele.

Kann ein beseeltes Wesen sich anmaßen, anderen Lebewesen eine Seele abzusprechen? Haben Tiere eine Seele und Gefühle, das kann nur jemand fragen, der über keine dieser beiden Eigenschaften verfügt, stellt Eugen Drewermann zu Recht fest.

Gorillas und Schimpansen verfügen über die gleichen angeborenen Ausdrucksweisen wie wir. Wenn wir, die wir evolutionsgeschichtlich von den Tieren abstammen und uns so unmenschlich gebärden, unsterblich sind, warum dann eigentlich nicht auch die Tiere? Das ist eine der Fragen, denen Eugen Drewermann in seinem Buch »Über die Unsterblichkeit der Tiere«, einem einzigartigen Beitrag gegen den Missbrauch von Tieren, Tierzuchtquälerei und Tierexperimente, nachgeht.

Als der Naturforscher Charles Darwin im 19.Jahrhundert erkannte, dass die Menschen nicht als gottgeschaffene Menschenwesen auf die Welt kamen, sondern aus demselben Entwicklungszweig wie die Affen stammen, hätte das eine Chance für die Tiere sein können.

»Die Tiere empfinden wie der Mensch Freude und Schmerz, Glück und Unglück; sie werden durch dieselben Gemütsbewegungen betroffen wie wir«, erkannte Charles Darwin.

»Aber in welchem Stadium der Evolution von Homo sapiens entwickelten die affenähnlichen Geschöpfe eine Seele? Die jetzt lebenden Affen sollen ja keine haben. Und die primitiven haarigen Affenmenschen hatten gewiss keine. Das heißt aber, dass man die ganze Doktrin der Evolution leugnen und annehmen muss, dass der Homo sapiens gesondert erschaffen wurde oder aber zugeben muss, dass auch wir eine Seele haben. Und wenn wir eine haben, fällt eure Überzeugung, Herrscher über alle Geschöpfe der Erde zu sein, in sich zusammen«, philosophiert Chapman Pinchers Hund Dido.

Auch Konrad Lorenz hatte seine Zweifel daran, dass Menschen, die Tiere verachten, sozial verträgliche Menschen sein können.

»Wer einen Hund oder Affen, ja jedes höhere Säugetier wirklich genau kennt und trotzdem nicht davon überzeugt wird, dass dieses Wesen Ähnliches erlebt wie er selbst, ist seelisch abnorm. Er gehört meines Erachtens in eine geschlossene psychiatrische Klinik, da seine Schwäche ihn zu einem gemeingefährlichen Wesen macht.«

»Vernunft« nannten ausgerechnet die Aufklärer die Eigenschaft, die den Menschen zum Menschen mache und von allen anderen Lebewesen unterscheide. »Ich denke, also bin ich« schlussfolgerte der Philosoph René Descartes im 17. Jahrhundert. Das Tier denke nicht wie der Mensch und daher fühle es nicht, empfinde keinen Schmerz. Diese Schlussfolgerung wirkt sich bis heute fatal auf Tiere, Natur und letztlich auch auf den Menschen aus.

Doch es gab immer auch »vernünftige« Menschen, die der lebensverachtenden Auffassung widersprachen. François Marie Voltaire stellte sich wohltuend gegen die tierverachtende Einstellung seiner Denkerkollegen und schrieb: »Ein Hund, der seinen Herrn verloren hat, der ihn auf allen Straßen mit schmerzlichem Gewinsel gesucht hat, der aufgeregt und unruhig ins Haus kommt, treppauf läuft, treppab läuft, der von Zimmer zu Zimmer geht, der seinen geliebten Herrn endlich in seinem Arbeitszimmer findet und der ihm seine Freude durch sein liebes Winseln, seine Sprünge und durch seine Liebkosungen bezeugt.

Barbaren ergreifen diesen Hund, der den Menschen in der Freundschaft so wunderbar übertrifft; sie nageln ihn auf einen Tisch und sezieren ihn bei lebendigem Leibe, um dir die Blutadern im Gekröse zu zeigen. Du entdeckst in ihm dieselben Organe der Empfindung, die in dir sind. Antworte nur, Maschinist, hat die Natur alle Werkzeuge der Empfindung in diesem Tier zusammengefügt, damit es nicht empfinde? Hat es Nerven, um gefühllos zu sein?«

Selbstverständlich gab es auch im 18. Jahrhundert Menschen, die ihre Tiere liebten, sie umsorgten. Die große Denkrichtung aber war damals (wie heute?) meist anders. Der Mensch konnte (und kann) nach Lust und Laune mit den Tieren verfahren. Immanuel Kant, Vertreter des aufgeklärten Absolutismus, verurteilte die Rohheit gegenüber Tieren. Doch befürchtete er vor allem, dass der Mensch verrohen könnte, wenn er so grausam handelte.

Eine Erkenntnis, die William Shakespeare in seinem Drama «Cymbeline« in folgendem Dialog formulierte:

Königin: »So will ich die Kräfte Deiner Mixtur an Kreaturen prüfen, die nicht des Hängens wert sind – nicht an Menschen – , um ihre Wirkung zu erproben...«

Cornelius: »Solche Übung muss, hohe Fürstin, Euer Herz verhärten.«

Albert Schweitzer, der evangelische Theologe, Arzt, Philosoph und Friedensnobelpreisträger, forderte eine neue Ehrfurcht vor dem Leben und kritisierte die europäische Moralphilosophie:

»Wie die Hausfrau, die die Stube gescheuert hat, Sorge trägt, dass die Tür zu ist, damit ja der Hund nicht hereinkomme und das getane Werk durch die Spuren seiner Pfoten entstelle, also wachen die europäischen Denker darüber, dass ihnen kein Tier in der Ethik herumläuft.«

»Ethik«, so Albert Schweizer, »besteht darin, dass ich die Nötigung erlebe, allem Willen zum Leben die gleiche Ehrfurcht entgegenzubringen wie dem eigenen. Ethik ist ins grenzenlos erweiterte Verantwortung gegen allem, was lebt.«

Buddhisten haben nichts dagegen, als Tier »herumzulaufen«.

Birmesische Tempelpriester sehen es als eine Erfüllung, nach ihrem Tod als blauäugige Tempelkatze wieder auf die Erde zurückkehren zu können.

Für einen streng gläubigen Buddhisten ist die Unsterblichkeit der Tiere keine Frage.

Die Seelen der Ahnen leben in den Tieren weiter.

Nach hinduistischer Vorstellung vollzieht sich der Zyklus der Wiedergeburt der Seele in einem irdischen Kreislauf zwischen Mensch und Tier. So wird die Kuh in Indien als Urmutter allen Lebens angesehen und entsprechend ehrerbietig begegnet man ihr. Sie begleitet den Menschen von der Geburt bis zum Tod und steht den Seelen der Verstorbenen bei, damit sie in Frieden ziehen können.

Im Vorwort zu Harold Sharps Buch »Das jenseitige Tierreich« heißt es:

»Das Leben und auch der Tod wären nichts weiter als ein Schwindel, würde Gott oder sonst eine Lebenskraft dem Menschen zwar ein Weiterleben in geistigen Dimensionen ermöglichen, aber den Tieren nicht. Die Gefühle und besonderen Eigenheiten, die zahlreiche Tiere erkennen lassen, übertreffen oft die der so genannten zivilisierten und fortschrittlichen Menschen.«

Er berichtet von Menschen, denen ihre Tiere nach ihrem Tod wieder begegnen. Ein alter Mann, dessen Hund Rover gestoben war, hatte ein seltsames Erlebnis: »Er wurde von dem warmem Gefühl aufgeweckt, als würde eine Hundezunge an seiner Hand lecken.« Er wusste, es war Rover und es handelte sich nicht um einen Traum.

Harold Sharp, der 1981 starb, war ein berühmtes Medium, ein Menschen- und Tierfreund. Er war überzeugt, dass die Liebe, die wir auf Erden »produzieren«, Bindungen zu den geliebten Seelen von Menschen und Tieren schaffen, die auch im Jenseits, auf höheren Schwingungsebenen, weiterhin bestehen blieben.

Haustiere kämen durch die Liebe, die die Menschen ihnen zukommen ließen, ihrem baldigen Umwandlungsvorgang zu ihrer ersten Menschwerdung näher.

Der andere Aspekt der Mensch-Tier-Beziehung ist der, dass Tiere den Menschen dazu dienen, das Liebe-Geben zu üben, und »Wer Menschen, Tiere, ja die ganze Natur liebt, nähert sich unaufhaltsam Gott.« Wer das begriffen hat, wird Tiere als wahre Schätze behandeln, um durch die eigene »Liebeserhöhung« Gott schrittweise näher zu kommen.

Dass Energie, Lebensenergie sich nicht in Nichts auflöst, ist eigentlich logisch. Auch wenn wir das Wie und Danach nicht erklären können.

»Zugegeben«, um noch einmal mit der Labrador-Hündin Dido zu sprechen,

»es ist nicht logisch, all das so mühevoll erworbene Geschick und Wissen eines ganzen Lebens plötzlich zu verlieren – aber genau das scheint – Seele hin, Seele her – zu geschehen. Eine ungeheuerliche Verschwendung, doch hat noch keiner behauptet, dass die als Geist im Raum herumschwebende Seele eure Fähigkeiten übernimmt und eure Aufgaben weiterführt.«

Würden wir zu einem seelenlosen, empfindungslosen Etwas eine so enge Beziehung aufbauen, es zum Freund erklären?

Mutter Theresa, die für ihren karitativen Einsatz in Indien bekannte Ordensfrau und Friedensnobelpreisträgerin, dankte ihrem Gott für alle Tiere mit den Worten: »Mein Gott, warum hast du mir so viele Freunde gegeben, Herr?«

»Abstammungslehre, Verhaltensforschung, Hirnpsychologie, Bioneurologie, Psychoanalyse und Kulturanthropologie – sie alle zeigen, in welchem Umfang der Mensch sich selber der Herkunft aus der Tierreihe verdankt«, schlussfolgert Eugen Drewermann.

Wenn wir diese Verbundenheit mit den Tieren fühlen, uns als Mensch als Teil einer wunderbaren belebten und beseelten Welt verstehen, dann empfinden wir feiner, mitfühlender, sehen und erleben uns intensiver.

Wann und warum nur ging uns die Seelenverwandtschaft mit den Tieren verloren, ab wann verleugneten wir unsere Zugehörigkeit zu allem, was auf dieser Erde kreucht und fleucht?

Seit der Vertreibung aus dem Paradies! Ist das nicht eine plausible Erklärung?

Ein Hund namens Psyche

In einem Büchlein zur Hundekunde empfahl der Athener Geschichtsschreiber Xenophon im 4. Jahrhundert v. Chr., den Hunden kurze, laut klingende Namen zu geben, die mit ihren Eigenschaften zusammenhingen. Da es auch einen Hund namens Psyche (Seele) gab, ist die Sache mit der Unsterblichkeit doch eigentlich klar.

Unsere Tiere zeigen ihre Gefühle offen, nicht gekünstelt, nicht verdeckt, sondern mit einer überwältigenden Kraft. Sie haben eine fürchterliche Angst, eine mitreißende Freude, schäumen vor Wut, opfern sich in Brutpflege und Mutterliebe auf, erstarren vor Trauer. Sie bekunden unmissverständlich ihre Anhänglichkeit, ihre Sympathie für Freunde, ihre Abwendung bei Feinden.

Ihr ganzer Körper, jeder Muskel geht mit den Emotionen mit. Ist das der Ausdruck, der Beweis von Seele?

Was ist eine Seele? Ist sie die Kraft, die den Körper belebt? Ist sie die ganze Menge von Gefühlen? Dann haben Tiere gewiss eine Seele.

»Zwei elementare Hauptgefühle zeigen Tiere«, sagte Konrad Lorenz, der Tierpsychologe, der mit seiner beobachtenden, das Tier ernst nehmenden und respektierenden Verhaltensforschung Pionierarbeit leistete, »Lebensfreude und Todesangst.«

Der Tierschriftsteller Paul Eipper erzählte in seinem berühmten Buch »Die gelbe Dogge Senta«: »Jede unfreundliche Stimmung zwischen uns Menschen macht der Dogge Pein. Man sagt leichthin nur ein Tier; die Feinfühligkeit des Hundewesens kann uns wohl eines Besseren belehren, kann uns zu Zeiten gar beschämen. Wenn nur der leiseste Missklang ist im Hegewinkel [Eippers Haus], bleibt Senta nicht einen Augenblick still liegen; sie gähnt und schnauft, leidet unverkennbar unter der gedrückten Atmosphäre, tritt von dem einen Menschen zum anderen, stupst uns, schmeichelt bald hier, bald dort … Und wenn wir lächelnd endlich beieinander stehen, biegt sich Sentas Körper dicht an uns heran. Sprechen kann das Tier nicht, aber die großen braunen Augen künden überzeugend von einer großen Herzensfreude.«

Für die Psyche der Menschen haben viele Tiere eine besonders feine, sensible Wahrnehmung. Kein geringerer als der Kenner der menschlichen Seele, Sigmund Freud, ließ sich von den Empfindungen seiner Chow-Chow-Hündin beeinflussen. »So berichtet die Haushälterin Freuds, Paula Fichtl, über die Angewohnheit der Chow-Chow-Hündin ‚Jofie', die ‚bei Analysen fast immer zu Füßen des Professors neben der Couch liegt, das Ende einer Sitzung ankündigt, indem sie bellend zur Tür strebt …' und ‚ein Besucher oder Patient, von dem sich ‚Jofie' unwillig schnüffelnd abwendet oder vor dem sie gar knurrend unter den Schreibtisch zurückweicht, der hat es nicht leicht, noch Gnade vor den Augen des Meisters zu finden.' Das Dienstmädchen zitiert Freud: ‚Wen die ‚Jofie' nicht mag, bei dem stimmt auch etwas nicht.'«
(aus: Erhard Olbrich / Carola Otterstedt, »Menschen brauchen Tiere«: Elisabeth Frick-Tanner und Robert Tanner-Frick in ihrem Beitrag »Tiergestützte kinder- und jugend-psychotherapeutische Praxis«)

Tiere sind genaue Beobachter. Viele Reaktionen von Hunden oder Katzen beruhen darauf, dass sie kleinste Veränderungen in unserem Verhalten meisterhaft erkennen. Sie nehmen Stimmungsänderungen ihrer Menschen wahr und reagieren darauf. Geschieht dies nur aus der instinktiven Angst heraus, dass dem Verband des Rudels Gefahr droht, oder ist es Sorge um das Wohlergehen der Bezugsperson? Katzen, keine Rudeltiere, sind wahre Seismographen im Aufspüren von Angst, Krankheit und Freude.

Für wildlebende Tiere ist das genaue Beobachten ihrer Umgebung lebenswichtig. Sie registrieren und deuten zielsicher von uns oft nicht wahrnehmbare Veränderungen in Körperbewegung, Mimik, Körpergeruch, Stimme.

Wenn es nur sprechen könnte – das haben bestimmt schon viele Haustierbesitzer gesagt und auch gedacht. In vielen Experimenten haben beispielsweise Affen Begriffe der menschlichen Sprache gelernt, so dass eine Unterhaltung auf dieser Basis möglich wurde.

Doch würde das Sprechen die Mensch-Tier-Beziehung bereichern? Wohl kaum. Warum müssen Tiere ihre Intelligenz durch die menschliche Sprache beweisen? Weil der Mensch so unverständig ist?

Wenn wir, wie Dr. Dolittle in Hugh Loftings Kinderbuch »die Sprache« der Tiere lernten, könnten wir der Seele der Tiere vielleicht ein bisschen näher kommen.

In seinem Buch »Er redete mit dem Vieh, den Vögeln und den Fischen« schrieb der Verhaltensforscher Konrad Lorenz aus seinem Leben mit den Enten, Gänsen, Dohlen, die von Geburt bis Tod bei und mit ihm lebten. »Hörte ich nur eine halbe Minute mit meinem melodischen ‚Quähggegegeg' auf, bekamen die Entenkinder immer längere und längere Hälschen, was genau einem länger werdenden Gesicht eines Menschenkindes entspricht, und wenn ich dann nicht sofort quakte, brach das scharfe Weinen aus. Sowie ich schwieg, glaubten sie gewissermaßen, ich sei gestorben oder ich liebte sie nicht mehr; Grund genug zu weinen. Die Stockentchen waren also im Gegensatz zu den Grauganskindern sehr anspruchsvolle und anstrengende Pfleglinge; denn man stelle sich vor: zwei Stunden Spaziergang mit solchen Kindern, dauernd in tiefer Hocke und ununterbrochen quaken ...«

Wie wohltuend, wie berührend, dass ein angesehener Wissenschaftler seine Schützlinge so »vermenschlicht« und die Sprache der Tiere lernt.

Tiere denken und kommunizieren ohne menschliche Sprache, und es liegt an uns Menschen, sie zu verstehen.

Virginia Woolf erfasste vielleicht mit ihrer Äußerung in ihrem Roman »Orlando« die verstellende Wirkung, die menschliche Sprache haben kann und auch das tiefe Wissen, das Tiere in sich bergen. »Denn die Fische plaudern nie etwas aus und wissen vielleicht darum, was das Leben ist.«

»Warum sind wir so unsensibel« fragt Rupert Sheldrake, Autor von »Der siebte Sinn der Tiere«. Menschen haben die meisten Formen des Wahrnehmungsvermögens wie viele Tiere, aber in einem geringer ausgeprägten Maße. Hat etwa bei uns die Entwicklung der Sprache zu einem Nachlassen unserer Sinnesleitungen und auch der telepathischen Fähigkeiten geführt? Ist der Verlust der Sensibilität, des siebten Sinnes eine Folge der Zivilisation? Der Technik? Menschen in traditionellen, nicht industrialisierten Gesellschaften, Naturvölker waren und sind oft feinfühliger als gebildete Menschen in Industrieländern.

Lange verließen sich Menschen auf die Wahrnehmung von Wild- und Haustieren. Tiere können Menschen helfen, Wahrnehmungsdefizite auszugleichen, gezielt oder durch Beobachtung. Menschen, die den Tieren auf der Flucht vor dem Tsunami in Südasien im Dezember 2004 folgten, überlebten die Seebebenwelle. Obwohl sie in dieser Region eine noch unbekannte Bedrohung war, für Mensch und Tier.

Ist die Seele der Inbegriff psychischer Fähigkeiten?
Sollte sich die Seele in geistigen Fähigkeiten ausdrücken?
Können Tiere denken? Können sie vorausschauend denken und planen?
Nur ein alltägliches Beispiel.

Charly schläft im Winter abends, nach seinem Spaziergang, solange im Wohnzimmer, an sein Kissen gekuschelt, bis sein Mensch schlafen geht. Dann erhebt er sich schläfrig, trottet hinter ihm her und wartet darauf, dass sein Kissen vor das Bett platziert wird, wo Charly dann die Nacht verbringt. In der letzten Zeit hat Charly das Zubettgehen öfters verschlafen. Er stand dann irgendwann in der Nacht vor dem Bett, ihm fehlte sein Kissen. Nun hat er eine neue Strategie entwickelt. Er geht abends ins Wohnzimmer, sieht sein Kissen an, bis sein Mensch es vor das Bett im Schlafzimmer legt und beginnt gleich mit seiner Nachtruhe. Wenn er im Wohnzimmer vor dem Kissen steht, scheint er zu überlegen: Wenn ich mich hier erst gar nicht hinlege, brauche ich später auch nicht mehr aufzustehen und den Platz zu wechseln.

Ist das vorausschauendes, planendes Denken?

Tiere beeindrucken uns mit Sinnesleistungen, die unseren weit überlegen sind. Das können alle Tierhalter bestätigen.

Wir kennen die Geschichten von Hunden, die spüren, wann ihre Leute nach Hause kommen, auch wenn diese noch Kilometer weit entfernt sind. Es gibt Katzen und Hunde, die legen große Strecken zurück, um in ihr altes Heim zu gelangen. Und sie finden ihren Weg ohne Karte, ohne Navigations-System.

Tiere sind komplexe Wesen mit eigenen Vorstellungen, Fähigkeiten und Gefühlen. Ob das enorme Riechvermögen des Hundes, das Supergehör der Katze, der Spürsinn der Ratte, Tiere nehmen ihre Umwelt mit ihren speziellen, für ihre Gattung typischen Fähigkeiten wahr. Tiere haben ein Eigenleben, eine Sinnes- und Erlebenswelt, die nur ihnen eigen ist.

Andererseits hat auch das Tier Selbstbewusstsein, jagt, benutzt Werkzeuge, kann lachen, spielen, leiden, entwickelt Familiensinn.

Dies sind ebenso wenig typisch menschliche wie typisch tierische Eigenschaften. Genau wie das, was auch immer wir unter Seele verstehen mögen.

Tiere und Menschen sind in vielem gleich und in vielem anders, und gerade das ist das Anziehende in der Beziehung von Menschen und Tieren.

Der Biologe und Philosoph Jakob von Uexküll erklärte mit seiner Umwelttheorie für Tiere und Menschen: »Jedes Subjekt spinnt seine Beziehungen wie die Fäden einer Spinne zu bestimmten Eigenschaften der Dinge und verwebt sie zu einem Netz, das sein Dasein trägt.«

Jedes Tier und jeder Mensch verfügt also über bestimmte Fähigkeiten, sich in seiner Umwelt zurechtzufinden und Kontakte herzustellen. Wenn wir als Menschen unsere Umwelt und unsere Tiere aufmerksam, mit allen unseren Sinnen betrachten, erleben wir sie intensiver, wissen mehr über sie, verstehen sie besser.

Tiere verblüffen Menschen damit, dass sie Ereignisse vorhersehen und unsere Stimmungen erkennen. Vor fast achthundert Jahre bewunderte die Äbtissin und erste Naturkundeärztin, Hildegard von Bingen, den Hund in ihrem Buch »Naturkunde«: »Auch Freude und Trauer des Menschen fühlt er vorher. Wenn Freudiges bevorsteht, bewegt er froh den Schwanz, wenn Trauriges bevorsteht, heult er traurig. Der Hund erkennt Hass, Zorn und Unredlichkeit des Menschen.«

Tiere haben so gewiss eine Seele wie Menschen eine haben – oder umgekehrt.

Tiere haben eine Seele, eine Psyche, durch die sie zu Empfindungen, großen Gefühlen und Wahrnehmungen, fähig sind. Und auch damit sind sie den Menschen oft weit überlegen.

2.

Von menschen und Tieren

Ohne unsere Mitgeschöpfe,
die Tiere, wäre unser Leben undenkbar,
emotional so viel einsamer und leerer.

Warum braucht der Mensch die Kreatur?

Warum leben so viele Menschen, und das schon seit Tausenden von Jahren, mit Tieren zusammen? Was geben sie uns?

Oder brauchen wir das Tier in unserer nächsten Umgebung, um in Harmonie mit uns selbst leben zu können, um unseren Fürsorge-Instinkt zu genügen, um weniger einsam zu sein?

Der Bonner Psychologie-Professor Reinhold Bergler, erklärt, warum die Menschen Tiere brauchen.

Es seien vor allem emotionale Bedürfnisse, wie Freundschaft und Geselligkeit, soziale Anregung und Vermeidung von Einsamkeit, Zuneigung und Zärtlichkeit, Behaglichkeit und gemütliche Atmosphäre. Die Zuneigung von Mensch und Tier beruht auf Gegenseitigkeit. In der Zeitschrift HörZu vom Mai 2005 wurde Professor Bergler wie folgt zitiert:

»Auch Haustiere leben am liebsten in einem ungestörten sozialen Umfeld, sie fühlen sich dann beim Menschen wohl und entfalten ihre psychologische Wirksamkeit, wenn ihnen alle Menschen in ihrer Umgebung mit Sympathie begegnen.«

Ja, der Mensch braucht das Tier. Wir erhalten von ihm Zuneigung, Treue, Anerkennung, Anregung und vieles, vieles mehr.

Vielleicht finden wir in und mit unseren Tieren auch ein Stück des verlorenen Paradieses auf Erden. Übrigens, der Mensch wurde aus dem Garten Eden vertrieben. Nicht die Tiere.

Die Liebe zu allem Lebendigen (Biophilie), die Verwandtschaft mit allem was lebt, auch das wird eine Erklärung sein. Der Mensch ist mit der Natur verwurzelt, selbst wenn wir dies oft zu vergessen scheinen.

»Tiere sind immer richtig«, schlussfolgerte schon der Psychoanalytiker Sigmund Freud. Seine geliebte Chow-Chow-Hündin Jofie gab ihm »Zuneigung ohne Ambivalenz, lehrt die Vereinfachung des Lebens, von dem schwer erträglichen Konflikt mit der Kultur befreit.«

Beim Spazierengehen mit dem Hund, beim Striegeln des Pferdes, beim Streicheln der Katze, beim Zwiegespräch mit dem Wellensittich, beim Versorgen des Aquariums lösen wir uns aus unseren alltäglichen Anforderungen, schalten ab, wechseln in eine andere Welt.

Tiere vereinfachen in gewisser Weise unser Leben, geben ihm Gliederung und Orientierung.

Roger Mugford, Verhaltenstherapeut für Hunde, bestätigt das in seinem Buch »Hunde auf der Couch«: »Aus streng psychologischer Forschung wissen wir, dass der einfache Prozess der Fürsorge und der Ernährung von Tieren wichtige Sehnsüchte und Wünsche des Menschen erfüllt. Es ist eine Übung in Großherzigkeit und Altruismus (auf das Wohl der Mitgeschöpfe bedachtes Verhalten) – ein kollektives Vorgehen, das unsere Gesellschaft erst richtig funktionieren lässt. Für unsere Liebe schenken uns die auf uns ausgerichteten Tiere, wie vor allem Hunde (und Katzen), uneingeschränkte, bedingungslose Liebe. Dies hat auf unser Selbstgefühl einen gewichtigen Einfluss. Das geht so weit, dass Menschen, die Hunde haben, meist einen größeren Freundeskreis haben, ihr eigenes Glücklichsein als außergewöhnlich empfinden und daran glauben, dass ihr Leben lebenswerter ist als das all jener, die ohne Hund leben. Großen Einfluss hat das Wissen, dass unsere Hunde stets für gemeinsame Erlebnisse verfügbar sind.«

In seinem Buch »Die neue Medizin der Emotionen« beweist David Servan Schreiber, Mediziner und Psychologe, in dem Kapitel »Tiere als Heilmittel«, dass vor allem bei Depression ein Tier wahre Wunder vollbringen kann und besser, langhaltiger wirke als jedes Antidepressivum, als jede noch so hoch gelobte Glückspille. »Wir wollen ganz einfach geliebt werden. Wie die Pflanzen sich zum Licht der Sonne drehen, so brauchen wir das Licht von Liebe und Freundschaft. Ohne das versinken wir in Angst und Depression ...« Er verschrieb seinen Patienten vor allem Bewegung und ein Tier. Hund oder Katze, Pferd oder Kaninchen, Fische oder Vögel, ja selbst eine Zimmerpflanze, das ergaben seine Tests, wirken auf Dauer positiver und nachhaltiger als Medikamente.

Das Zusammenleben ist vor allem darum so voller Freude, weil unsere Tiere uns als Person uneingeschränkt annehmen. Sie kritisieren und bewerten uns nicht, finden uns nicht zu dick, zu dünn, zu arm, zu alt, unpassend gekleidet, machen sich nicht lustig über uns und verletzen uns nicht durch Ironie. Hauptsache, wir nehmen uns Zeit für sie, bieten ihnen die Möglichkeit, ihrer Natur gemäß zu leben.

Genau das, was menschliche Beziehungen belastet und kompliziert, hat in der Beziehung zu einem Tier keinen Platz.

Ganz nach Tierart müssen und dürfen wir dem Tier direkte und eindeutige Signale geben.

Der Mensch redet mit seinem Tier, vertraut ihm alle seine Geheimnisse an, spürt Verständnis. Er weiß, dass das Tier seinen Kummer ahnt, obwohl es die Worte nicht versteht.

Und noch ein großer Vorteil:
Hunde erleichtern zwischenmenschliche Kontakte. Menschen, die in Begleitung eines Hundes sind, sprechen mit dreimal so viel anderen Menschen wie Menschen ohne Hund. Sie kommen mit fremden Menschen ins Gespräch, werden von anderen Menschen eher angesprochen. Der Hund macht es möglich, dass Barrieren zwischen den Menschen, die Scheu, einen Fremden anzusprechen, eher abgebaut werden. Die britischen Psychologinnen, June McNicholas und Glyn Collis, haben die Rolle des Hundes als Kontaktvermittler wissenschaftlich bestätigt und nennen den Hund einen sozialen Katalysator, also ein Wesen, das es den Menschen leichter macht, aufeinander zuzugehen.

Tiere als Therapie

Wissenschaftler des psychologischen Instituts der Universität Bonn und des Institutes für angewandte Sozialforschung in Köln haben herausgefunden, dass Kinder, die eine enge Beziehung zu einem Hund haben, besser lernen. Sie haben mehr Freude am Lernen. Die Kinder, die sich ihrem Hund sehr verbunden fühlen, haben eine höhere soziale Sensibilität, eine große kommunikative Kompetenz und Kontaktfähigkeit, sind gesprächsbereiter bei Konflikten und verantwortungsbewusster.

Untersuchungen zeigen auch, dass Kinder, die mit Tieren aufwachsen, mehr Einfühlungsvermögen und Mitgefühl, sprich Empathie, zeigen. Durch die gute Beziehung zu einem Tier können Kinder lernen, die Gefühle und Bedürfnisse dieser nonverbal kommunizierenden Lebewesen – und damit vielleicht auch die Gefühle und Bedürfnisse anderer Menschen – besser zu verstehen.

Tiere helfen dem Menschen, mentale und körperliche Verkrampfungen zu lösen. Sie stabilisieren nachweisbar den Blutdruck, wenn man sie streichelt, sie in den Arm nimmt. Sie helfen bei Depressionen und Traurigkeit (siehe David Servan-Schreiber).

Aggressionen werden schneller abgebaut, Trauer und Lebensangst werden besser verarbeitet. All dies, weil wir dem Tier auf einer rein gefühlsmäßigen Ebene begegnen.

»Gib dem Menschen einen Hund, und seine Seele wird gesund«, sagte im Mittelalter schon die kluge Hildegard von Bingen. Das stimmt nicht zuletzt wegen der ansteckenden Lebensfreude der Vierbeiner.

Die Soziologin Erica Friedman untersuchte in den 1980er Jahren, was dazu beiträgt, das erste Jahr nach einem Herzinfarkt zu überleben. Haustierbesitzer hatten eine bessere Prognose als Menschen ohne Tier. Es war allerdings nicht die Bewegung mit dem Hund, die dafür verantwortlich war. Katzen, Fische, Vögel erwiesen sich als genauso hilfreich. Wirksam war das enge Zusammenleben mit dem Tier, war die positive, beruhigende Ausstrahlung auf den Menschen.

»Berührt, verführt«, so war in dem Magazin Geo, März 1991, in einem Artikel über Tiere als Therapie zu lesen.
»Der Impuls, ein Fell zu streicheln, Federn zu glätten, ein hilfloses Wesen zu beschützen, stellt den Schlüssel zur Selbstheilung dar.« Beschrieben wurde in dem Magazin das Projekt Green Chimneys, »eine Mischung aus Garten Eden und Gefängnis ohne Mauern.«
Die Farm wurde 1948 von Sam Ross, sechzig Kilometer von New York entfernt, gegründet und sollte eigentlich ein normales Internat mit ein paar Tieren werden. Im Laufe der Jahrzehnte hat sich daraus ein Langzeit-Therapie-Projekt für Getto-Kinder und –Jugendliche entwickelt. Das Motto: »Einige unserer Lehrer können nicht sprechen und sie sind vielleicht deshalb so gut.«

Therapeutisch wirken Tiere auch, weil sie uns brauchen. Unsere Haustiere müssen versorgt werden und folglich bleibt uns zum Jammern oder Trübsal blasen wenig Zeit.

Constanze war eine bekannte Modejournalistin in Paris. Sie war gefürchtet. Ihr Urteil galt. Manchmal war sie gnadenlos in ihrer Kritik. Bis zu dem Tag als Etadam kam, ein rotgoldener Irish Setter-Rüde. Die Tage wurden harmonischer. Constanze war entspannter. Andere Menschen, andere Dinge wurden für sie wichtig. Der Hund hatte sie verändert.

Von der Treue der Tiere

Sie heißen Lassie, Rex, Billy, Senta, … und sie sind Helden.

Sie begegnen uns in Geschichten, im wirklichen Leben und veranlassen die Menschen zu Lobgesängen auf ihre Tugenden, zu Gedichten und Gesängen, zu Filmen und Denkmälern. Und das, seitdem das Band zwischen Hunden und Menschen geknüpft wurde vor vielen, vielen tausend Jahren.

»Gene und ich verwöhnen ihn unendlich. Wir sagen uns immer, er ist das einzige unserer Kinder, das uns nie enttäuscht hat«, erklärte die Frau des amerikanischen Dramatikers Eugene O'Neill, Carlotta, die enge Beziehung zu ihrem Hund Blemie.

Hunde sind Sinnbild für Treue, Zuneigung, Tapferkeit, Liebe aber auch für eine grenzenlos erscheinende Ergebenheit. Sie verkörpern vieles von dem, was Menschen sein möchten, und vieles von dem, was Menschen sind.

Mehr als jedes andere Tier nimmt der Hund am Leben der Menschen teil.

Warum?

Die neuseeländische Autorin Pam Brown (in »Bond for Life« [Ein Bund fürs Leben] von Jo Willis und Ian Robinson) findet eine sehr menschlich geprägte Antwort:

»Die Menschheit fühlt sich zu Hunden hingezogen, weil sie uns so sehr ähneln – sie sind angeberisch, zärtlich, verwirrt, leicht zu enttäuschen, auf Vergnügen aus, dankbar für Freundlichkeit und die kleinste Aufmerksamkeit.«

Hunde bewegen unsere Gefühle durch ihre besondere Menschenbezogenheit. Ihre Zuwendung, aber auch ihre Abhängigkeit vom Menschen kann diesen manchmal in Gewissensnöte bringen.

Thomas Mann schrieb in seiner Geschichte »Herr und Hund« über seinen Hühnerhund-Mischling Bauschan:

»Da sitzt er, in seiner bäurisch ungeschickten Haltung, mitten auf der Straße und blickt mir nach, den ganzen langen Prospekt hinauf. Drehe ich den Kopf nach ihm, so spitzt er die Ohren, aber er folgt nicht, auch auf Ruf und Pfiff würde er nicht folgen, er weiß, dass es zwecklos wäre. Noch am Anfang der Allee kann ich ihn sitzen sehen, als kleines, dunkles, ungeschicktes Pünktchen, inmitten der Straße, und es gibt mir einen Stich ins Herz, ich besteige die Tram nicht anders als mit Gewissensbissen. Er hat so sehr gewartet, und man weiß doch, wie Warten foltern kann! Sein Leben ist Warten – auf den nächsten Spaziergang.«

Der große Dichter Homer erzählte, vermutlich im 8. Jahrhundert v. Chr., die Sage des Odysseus. Dieser kehrte nach zwanzig Jahren in seine Heimat Ithaka zurück. Niemand erkannte ihn dort, niemand außer sein uralter Hund, Argos. Lesen Sie seine wunderschöne, anrührende Geschichte, seine Odyssee:

»Und ein Hund lag da, der hob den Kopf und die Ohren,
Argos, des leiderprobten Odysseus Hund, den er selbst einst
Aufzog, ohne sich seiner zu freuen: er ging ja vorher schon
Fort zum heiligen Ilion; früher da führten die jungen
Männer ihn oft auf wilde Ziegen und Rehe und Hasen;
Nun aber, da sein Herr weit weg war, lag er verwahrlost
Auf einer Menge von Mist, der von Maultieren und auch von Rindern
Da gehäuft vor den Toren lag, bis dass des Odysseus
Knechte ihn holten, den großen Bezirk des Königs zu düngen.
Dort lag Argos, der Hund, der von Hundeläusen bedeckt war.
Als er wahrnahm, dass es Odysseus war, der ihm nahte,
Wedelte er mit dem Schwanz und senkte die Ohren, die beiden.
Doch der vermochte nicht mehr, zu seinem Herrn zu kommen.
Der aber blickte zur Seite und wischte sich ab eine Träne,
Sie vor Eumaios verbergend und fragt ihn dann mit den Worten:
»Merkwürdig ist's Eumaios, dass dieser Hund auf dem Mist liegt.
Schön ist er zwar von Gestalt, jedoch bin ich mir nicht sicher,
Ob er auch schnell im Laufe war bei solch einem Aussehen;
Oder war er nur so, wie die Hunde am Tische der Männer
Werden, welche die Herren des Prunkes sich wegen halten.«
Da erwidertest du und sagtest, Sauhirt Eumaios:
»Freilich, dies ist der Hund des Mannes, der in der Ferne
Starb; und wär er noch ebenso an Gestalt und an Werken,
Wie ihn Odysseus hier, nach Troja ziehend, zurückließ,
Würdest du staunen, wenn du die Schnelligkeit sähst und die Stärke.
Welches Wild er auch jagte in dichtbewaldeten Tälern,
Nie entging ihm eines; er war ihm stets auf der Fährte.
Aber nun liegt er im Elend hier, denn fern von der Heimat
Starb sein Herr, und die lässigen Weiber vernachlässigen die Pflege.
Denn die Knechte, sobald ihnen nicht die Herren befehlen,
Wollen sogleich nicht mehr die gebührende Arbeit verrichten.
Nimmt doch der weitum blickende Zeus die Hälfte des Wertes
Jedem Mann, sobald ihn ergreift die Stunde der Knechtschaft.«
Sprach's und ging in die Häuser, die wohlbewohnten hinein dann
Und schritt gleich in den Saal in die Mitte der trotzigen Freier.
Aber den Argos ergriff das Geschick des finsteren Todes
Gleich, nachdem er Odysseus sah im zwanzigsten Jahre.«

Und noch eine wunderschöne Geschichte.

Die sein Leben lang nicht endende Hoffnung, seinen Herrn doch noch einmal wieder zu sehen, ließ den Hund Hachi-Ko in Japan zum Volkshelden werden. Dem Akita Inu wurde ein Denkmal gesetzt, Schulkindern wurde er als Vorbild der Treue und Loyalität dargestellt.

Und das war geschehen:
Er gehörte einem Professor an der Tokioter Universität. Jeden Abend holte er seinen Herrn an der Bahnstation ab und geleitete ihn sicher nach Hause. Eines Abends im Jahr 1925 wartete der Hund vergebens. Was er nicht wissen konnte: Sein Herr war an seinem Arbeitsplatz gestorben. Freunde des Professors nahmen den Hund bei sich auf. Doch jeden Abend lief Hachi-Ko zur Shibuya-Bahnstation, zehn Jahre lang. Als er im Alter von zwölf Jahren starb, wurde landesweit ein Trauertag abgehalten.

Dieser Gedanke bestimmt auch die bewegende Erzählung »Krambambuli« von Maria Freifrau von Ebner-Eschenbach.

Der Revierjäger Hoppe kauft einem Vagabunden für eine Flasche Schnaps seinen Hund Krambambuli ab. Als Krambambuli aus vermeintlicher Untreue seinen alten Herren wieder begegnet und ihn freudig begrüßt, verstößt ihn der Förster.
Beide, Hund und Herr, leiden unter der Trennung. An einem eisig kalten Wintermorgen findet der Jäger das Tier erfroren auf seiner Schwelle. Der Jäger verschmerzt nie die Treue des Hundes und seine Härte.

Konrad Lorenz, der große Verhaltensforscher, fasst es zusammen:
Der Hund ist eine »unmenschliche Summe von Liebe und Treue.«

Liebe ja, vermenschlichen nein

Jack London, Autor des berühmten Romans »Wolfsblut«, sah das Tier und den Menschen auf einer Ebene. Er schrieb:
»Manchmal war es wie ein Blick in die menschliche Seele, wenn ich ihm in die Augen schaute, und was ich sah, erschreckte mich, erweckte in mir alle Arten von Vorstellungen über Reinkarnation und all das Andere. Ich sage Dir, ich habe in den Augen dieses Tieres etwas ganz Großes empfunden; es lag eine Botschaft darin, aber ich war nicht groß genug, sie zu verstehen … ich weiß nicht, was es war, aber es gab mir das Gefühl umfassender Nähe. Oh nein, keine gefühlsmäßige Nähe! Es war vielmehr eine Nähe aus der Gleichheit!«

Es gibt eine große Bandbreite der Zuneigung, die die Menschen ihren Tieren entgegenbringen. Wir meinen:

Vermenschlichen – ja, wenn es um Achtung und Mitgefühl geht.

Vermenschlichen – nein, wenn damit eine Behandlung der Tiere gemeint ist, die das Tier nicht Tier sein lässt, ihm seinen natürlichen Lebensraum nimmt.

Ein Hündchen in Designer-Klamotten zu stecken, ihm eine Sonnenbrille aufzusetzen und im Handtäschchen überall hin mitzuschleppen, ist Tierquälerei.

Der Humanist Henry S. Salt formulierte 1892 zum ersten Mal die »Rechte der Tiere« so, wie wir sie heute immer noch sehen:

»Menschenwürdiges Leben verlangt auch Rücksicht auf die Tiere, verlangt, sie um ihrer selbst willen zu respektieren, sie möglichst ihr eigenes Leben leben und ihr wahres Selbst verwirklichen zu lassen.«

Warum rufen immer mehr Menschen ihre Tiere mit Menschennamen? Ob Oskar, Lisa, Felix oder Olga, ob Herr Schröder oder Angie, die Tiere suchen sich nicht ihre Namen aus und ihre Menschen demonstrieren damit, wie sie zum Tier stehen. Es ist Kumpel, Kamerad, Kuscheltier, Freund und oft auch Kindersatz.

Sie machen es einem aber auch leicht.

Wie der Herr, so's Gescherr. Diese volkstümliche Weisheit hat etwas Wahres.

Insbesondere Hunde verinnerlichen Launen und Lebensweisen ihres Menschen, passen ihr Verhalten seinen Vorstellungen so sehr an, dass sie sich gelegentlich wie Artgenossen des Menschen fühlen und ihre Instinkte vergessen.

Die Beziehung zwischen Mensch und Tier, das tagtägliche Zusammenleben, ist oft so eng, dass Gedankenübertragung im Spiel zu sein scheint. Tiere sind für emotional bedingte Signale, für Botschaften unseres Verhaltens sehr empfänglich, erfassen sofort Freude, Furcht, Trauer, Angst.

Mit unseren Vorstellungen strukturieren wir das Seelenleben unserer Tiere, formen viele Verhaltensweisen.

Darum werden manche Haustiere krank, wenn sie zu viel Mensch sein müssen und zu wenig Tier sein dürfen.

Menschen aber, die Haustiere als Gefährten und Freund betrachten, sollten uneingeschränkt die Zuneigung zu allen Lebewesen empfinden.

Sie sollten keinen Unterschied zwischen ihrem eigenen Hund und dem Kläffer des Nachbarn machen. Sie dürfen ihre Katze verhätscheln, aber sollten auch den Nutztieren ihren Respekt erweisen. Tierliebe schließt alle Tiere ein.

Wo ist die Grenze zum Vermenschlichen, wenn es um Mitleid geht?

Der Philosoph und Sozialreformer Jeremy Bentham schrieb bereits 1789 in seiner »Einführung in die Prinzipien von Moral und Gesetzgebung«:

»Der Tag mag kommen, an dem der Rest der belebten Schöpfung jene Rechte erwerben wird, die nur von Hand der Tyrannei vorenthalten werden können. Die Franzosen haben bereits entdeckt, dass die Schwärze der Haut kein Grund ist, ein hilfloses Wesen der Laune eines Peinigers auszuliefern. Vielleicht wird eines Tages erkannt werden, dass die Anzahl der Beine, die Behaarung der Haut oder die Endung des Kreuzbeins ebenso wenig Gründe dafür sind, ein empfindendes Wesen seinem Schicksal zu überlassen. Was sonst sollte die unüberschreitbare Linie ausmachen? Ist es die Fähigkeit des Verstandes oder vielleicht die Fähigkeit der Rede, der Sprache? Ein voll ausgewachsenes Pferd oder ein Hund sind ungleich verständiger und mitteilsamer als ein Säugling.

Doch selbst wenn es anders wäre, was würde das ausmachen? Die Frage ist nicht: Können sie denken? Können sie sprechen? Sondern: Können sie leiden?«

War es das grenzenlose Mitgefühl, das sich Einfühlen in seinen Menschen, das Benny einige Monate später an der schlimmen Krankheit sterben ließ, die seine Besitzerin hätte haben können? Für Benny, den rotgoldenen Retriever, bedeutete die Diagnose bösartiger Tumor sein Lebensende, während seine Besitzerin mit einer gutartigen Wucherung an fast gleicher Stelle davonkam.

Tiere tragen für uns. Empfindsame Tierhalter wissen das.

Vermenschlichen wir zu sehr? Sind solche Interpretationen menschliche Hirngespinste? Oder sind es engste, oft unerklärliche Beziehungen zwischen Mensch und Tier? Die Fakten kennen schließlich nur die Tiere selbst.

Mohave Dan, ein Wüsteneinsiedler, der mit einer Schar von Hunden zusammenlebte, sagte einmal dem Schriftsteller J. Allen Boone: »Es gibt Fakten über Hunde, und es gibt Meinungen über sie. Die Hunde haben die Fakten, und die Menschen haben die Meinungen. Wenn Sie Fakten über einen Hund wollen, holen Sie sich diese immer direkt vom Hund. Wenn Sie Meinungen wollen, bekommen Sie die vom Menschen.«

Das gilt selbstverständlich für alle Tiere.

Je empfindsamer und offener wir Menschen für die Tiere sind, umso mehr erfahren wir von ihnen.

3.

Unsere Tiere – unsere Zeit

Hund, Katze, Pferd, Vogel, Meerschweinchen, Kaninchen
– ihre Lebenszyklen.
Wie viel Zeit bleibt uns mit ihnen?
Wenn Tiere altern.

Wie viel Zeit bleibt uns mit ihnen?

Wer sich entschließt, ein Tier in sein Leben aufzunehmen, muss sich damit abfinden, es eines Tages zu verlieren. Denn die Lebensspanne unserer Haustiere ist – von wenigen Ausnahmen, wie dem Graupapagei, einmal abgesehen – kürzer als die des Menschen.

Ihre Augen blitzen vor Begeisterung, mit Riesensprüngen durchquert sie die Flussauen. Sie genießt die pure Freude der Bewegung, die Schnelligkeit. Stürzt sich ins Wasser, schwimmt bald hier, bald da, springt hinaus, schüttelt sich trocken und versprüht das Nass zu allen Seiten, um gleich wieder loszustürmen. Lady, das Energiebündel, der Hund, den jeder nur im vollen Lauf kennt. Das war gestern. Nein? Liegt das wirklich schon so viele Jahre zurück?

Da trottelt die alte, ergraute Hündin Lady, die bis vor greifbar naher Zeit stets vorwärts drängte, immer mit der Intention, ihr könnte etwas entgehen. Die scheinbar vor kurzem noch blitzschnelle, heute die ehrwürdige Hundegreisin, legt die Strecken, die sie früher in einer halben Stunde dreißig mal durchmaß, heute in der doppelten Zeit zurück. Den Weg genießt sie auf andere Art, unterbricht ihn mit Ruhepausen, während denen sie die grau gewordene Nase in die Luft streckt, Witterung aufnimmt und das Ganze mit dem Verzehr von ein paar Leckerchen unterbricht.

Ihre Menschen haben sich dem veränderten Rhythmus angepasst. Gewiss war sie mit sechs Jahren, als sie zu ihren heutigen Menschen kam, schon eine reife, erfahrene Hundedame, aber noch etliche Jahre topfit und pfeilschnell. Gewiss gab es kleinere Hinweise, dass sie älter wurde, immer schlechter hören, immer schlechter sehen, immer schlechter gehen konnte.

Hunde altern wie die Menschen, fast mit den gleichen Symptomen.

Irgendwann schien sie das Pfeifen ihrer Menschen nicht mehr zu hören, wirkte aufgeregt, als habe sie die Orientierung und ihr Rudel aus den Augen verloren und war sichtbar erleichtert, sie wieder zu finden. Oder der Ausflug ins Wasser, bei dem sie sich »verschwommen« hatte und auf Handzeichen mühsam wieder ans Ufer gelangte. Ihre Menschen wussten, sie mussten nun mehr auf sie Acht geben. Und Lady suchte zunehmend die Sicherheit und Nähe ihrer menschlichen Gefährten.

Die Uhr unserer Tiere tickt schneller als die unsere.

Die Tiere verändern sich und ihre Menschen verändern sich zunächst unmerklich mit ihnen, bis sie irgendwann feststellen, dass ihre alt gewordenen Tiere immer mehr Fürsorge und Geduld verlangen.

Der britische Tierarzt und Autor Bruce Fogle schreibt in seinem Buch »Games Pets Play«:

»Mit zwölf Jahren war Honey taub geworden, lernte aber sehr schnell auf Handsignale zu gehorchen. Aber aufgrund ihrer Taubheit wusste sie nicht, wie ihr Bellen klang, und darum gab sie plötzlich Töne von sich wie eine Maus, wenn sie um Futter bettelte.

Honey schlief in ihrem Korb in unserem Schafzimmer Es war wieder Frühjahr, und sie schien den ganzen Tag zu schlafen und die ganze Nacht zu keuchen. Sie fürchtete sich nicht, alt zu werden und tat es sanft und anmutig, aber nun bekamen wir Angst. Die Witterung wurde feuchter und verschlimmerte ihr nächtliches Keuchen, so dass es durch das ganze Haus schallte. Es wurde zu unserer normalen Geräuschkulisse, und sobald es aussetzte, saßen Julia und ich aufrecht im Bett und starrten auf den Korb. ‚Ist sie tot? Oh Gott! Nein!'«

Bekannte Tages- und Handlungsabläufe nimmt das ältere Tier manchmal anders wahr als früher. Die Katze geht hinaus, um ihr Geschäft zu machen und kommt unverrichteter Dinge wieder herein und will kurz darauf wieder hinaus. Der Hund zuckt plötzlich zusammen, schaut vorwurfsvoll, wenn Herrchen die Tasse lauter als sonst absetzt, überhört aber das Klingeln des Postboten. Familienmitglieder werden nicht mehr mit der sonst üblichen Freude begrüßt – es ist eben selbstverständlich, dass sie kommen und gehen. Andererseits sucht der Hund häufiger die Nähe des Menschen, zum Kuscheln und Streicheln. Er ist nachts unruhig, schläft am Tag mehr als früher oder zieht sich immer öfter zurück, will offensichtlich seine Ruhe haben.

Ein betagtes Tier strahlt jedoch eine Würde aus, die in der Literatur oft als königlich beschrieben wird. Alter adelt, zumindest das Tier. Alter wird gewürdigt, fast immer von den Mit-Tieren.

Es war Weihnachten. Cathy war neu im Haus. Freunde hatten uns eingeladen. Sie hatten ebenfalls Hunde. Sollten wir es wagen? Ein fremder Hund in einem fremden Haus? Anne, die hunderfahrene Freundin beruhigt: Das gibt keine Probleme, die junge Cathy wird die beiden alten Hunde respektieren. Und so geschah's. Sie, die sonst auf alles losging, was sich bewegte, hielt sich angemessen zurück und enttäuschte die Gastfreundschaft nicht.

Für seinen Menschen ist das alternde Tier zu einem langjährigen, treuen Gefährten geworden. Der ältere Hund ist ernsthafter, die Beziehung zu ihm ist komplexer und tiefgründiger als zu dem jüngeren Hund. Man kennt sich, alle Verhaltensweisen und Tagesabläufe haben eine Vertrautheit, in der Mensch und Tier sich sicher fühlen. Man versteht sich ohne Worte. Im Laufe der Zeit haben sich Selbstverständlichkeiten und Gemeinsamkeiten entwickelt. Je länger und enger ein Mensch mit einem Tier zusammen lebt, umso tiefer wird die emotionale Bindung. Was wir nicht alles während dieser Zeit erlebt haben!

Die Schriftstellerin Elizabeth von Arnim ordnet ihr Leben nach Abschnitten, die von ihren vierzehn Hunden begleitet und geprägt worden sind. Ihre Geschichte ist in ihrem Buch: »Alle meine Hunde« zu lesen.

Konrad Lorenz wunderte sich: »Als Gott die Welt erschuf, muss er wohl unerforschliche Gründe gehabt haben, dem Hunde eine etwa fünfmal kürzere Lebensdauer zuzumessen als seinem Herrn.«
»Es ist eine traurige Mahnung an die rasche Vergänglichkeit des Lebens, wenn der Hund, den man vor wenigen Jahren – es will scheinen, als seien es nur Monate – als tollpatschiges und rührendes Junges gekannt hat, nun schon Zeichen des Alterns zu zeigen beginnt, und wenn man weiß, dass sein Tod in zwei, höchstens drei Jahren zu erwarten ist. Ich gestehe, dass das Altern eines geliebten Hundes stets einen Schatten auf meine Stimmung geworfen hat, dass es unter den dunklen Wolken der Sorge, die jedes Menschen Blick in die Zukunft verdüstern, eine erhebliche Rolle gespielt hat.«

Es war im Spätherbst, als einige mit Charly befreundete Kinder ganz spontan feststellten: »Charly sieht so traurig aus«. Gewiss waren seine Schritte nicht mehr so schnell, seine Stimme nicht mehr so kräftig, aber schließlich war er ja auch in die Jahre gekommen. Einige Wochen später wurde die Veränderung, die er durch feine Hinweise schon angedeutet hatte, geklärt. Dem Hund mit dem großen Herzen, in dem so viele Menschen und Tiere Platz haben, attestierte der Tierarzt eine massive Herzschwäche. Seine Menschen wissen nun, dass das Zusammensein mit Charly ein Glück auf Zeit ist.

Ein Glück auf begrenzte Zeit, ist es das nicht schon von dem Tag an, an dem ein Mensch die Freundschaft zu einem Tier aufnimmt? Glück auf Zeit, ist das nicht das ganze Leben?

Wir mögen es kaum glauben, aber plötzlich merken wir, dass die Lebenszeit unseres Tiergefährten zu Ende geht.

»Möwen krächzten am Himmel. Bei dem Lärm spitzte er die Ohren, und ich stellte ihn auf den Boden, weil ich dachte, er wolle sie anbellen, wie er es immer getan hatte. Er hob den Kopf und folgte ihnen mit den Blicken, doch er gab keinen Laut von sich.

‚Rontu', sagte ich, ‚du hast dir immer einen Spaß daraus gemacht, die Möwen anzubellen. Ganze Morgen und Nachmittage hast du sie angebellt. Tu mir jetzt den Gefallen und belle sie an.'

Aber Rontu schaute ihnen nicht mehr nach. Langsam kam er zu mir her und brach vor meinen Füßen zusammen. Ich legte ihm die Hand auf die Brust. Ich konnte seinen Herzschlag spüren, doch das Herz schlug nur zweimal, stockend, laut und hohl, wie die Wellen in der Bucht, und dann nicht mehr.«

Die rührende Szene findet sich in der Geschichte »Insel der blauen Delphine«. Sie handelt von einem Indianermädchen, das um 1800 achtzehn Jahre lang alleine auf der San-Nicholas-Insel lebte – mit ihrem Hund und wilden Ottern.

Unsere Tiere lassen uns alleine, verlassen uns, hinterlassen eine große Lücke in unserem Leben. Wir teilen das Leben unserer Tiere über Jahre, oft von der Kindheit über das Alter bis zum Tod. Vielleicht sollte die Anwesenheit unseres besten Freundes, wenn er in die Jahre kommt, eine ständige Mahnung für uns sein. Vielleicht muss uns die relativ kurze Lebensspanne unserer Haustiere daran erinnern, dass wir unser Leben mit aller Freude und Intensität führen sollten. Das geliebte Tier ist uns eine Ermahnung, dass auch wir endlich sind und irgendwann dem Tod ins Auge sehen werden.

Ob der angesprochene Gott des großen Konrad Lorenz das so gewollt hat?

Unausweichliches Ende

Dido, das gescheite Labrador-Mädchen in Chapman Pichers Roman »Dido. Ich liebe mein Hundeleben«, sagt es den Menschen, worauf es im kurzen Hundeleben ankommt:

»Die größte der vielen Unausweichlichkeiten, die euer und unser Schicksal bestimmen, ist der Tod. Da unsere Lebenserwartung erheblich geringer ist als eure, überlebt ihr mehrere eurer Hundekameraden, und das ist traurig, manchmal sogar tragisch für euch.«

Aber: »Die relative Kürze unserer Lebensdauer hat auch ihr Gutes: Es ist eure Pflicht, uns das Leben so angenehm wie möglich zu machen. Das Altern als Vorgang bekommen wir nicht so mit. Wir werden vielleicht weniger aktiv als früher, aber im Gegensatz zu vielen unter euch sind wir nicht so töricht, mit den Jungen mithalten zu wollen. Tieren wird üblicherweise nicht zugemutet, durch medizinische Hilfsmittel noch lange weiterleben zu müssen, was bei euch manchmal in einem an Obszönität grenzendem Ausmaß geschieht.«

Wenn die Besitzerin eines Meerschweinchens erzählt, nun habe sie schon so viel Geld in die Gesunderhaltung ihres Meerschweinchens investiert, dass sie für die Summe schon vier oder fünf »neue« hätte kaufen können, den Gedanken aber gleich wieder verwirft, dann hat die Überlegung eine nachvollziehbare Basis. Sie liebt das Tier, ist bereit, es zu retten, ohne dass das eine quälende Lebensverlängerung bedeutet, denn es ist durch die Behandlung sichtbar vital geworden. Das Lebensende ihres Meerschweinchens wird sie akzeptieren.

Simba, der weiß-graue Kater war, entgegen seiner Gewohnheit, zwei Tage nicht zu Hause erschienen. Als sein Mensch an dem noch milden Herbstabend durch die Wiese neben dem Haus spazierte, entdeckte er seinen langjährigen Hausgenossen unter dem Rotdornbusch. Simba schlummerte, nein, er schien eher wie in einem Tiefstschlaf, einer Ohmacht gleich. Sein Mensch trug ihn ins Zimmer, Simba schien zu schlafen wie tot – war er tot? Sein Mensch brachte ihn zum nächsten Nottierarzt, der ihm riet, den Kater in der Praxis sterben zu lassen. Doch der besorgte Mensch nahm Simba wieder mit nach Hause, alarmierte einen anderen Tierarzt, ließ dem Kater Infusionen einflößen, legte ihn einige Tage von einem weichen Körbchen ins andere und musste ihn dann doch aufgrund von akuter Atemnot und Erstickungsgefahr einschläfern lassen. Er hatte das Leben seines Tieres künstlich verlängert, zu sehr fürchtete er das Lebensende seines Tieres. Ob er dem Kater mit seinem Handeln etwas Gutes tat? Wohl nicht. Doch ist die Entscheidung über Leben und Tod für den Menschen nicht immer einfach, die Emotionen sind zu heftig.

»Der Mensch wüßt gerne, gramzerwühlt, wie sich ein Hund denn selber fühlt.« So heißt es in »Eugen Roths kleines Tierleben«.

So eng der Mensch mit seinen Tieren auch zusammenlebt, so fremd sind sie sich doch manchmal.

»Hunde und Katzen fürchten den Tod aber nicht in der Weise wie ihre Besitzer es vielfach tun. In der Literatur finden sich viele Geschichten und Parabeln, die von Tieren erzählen, die sich zurückziehen, um in Würde zu sterben.« (in Bruce Fogle »Games Pets Play«).

Die Menschen, die lange mit einem Tier zusammengelebt haben, wollen etwas tun, wenn sich das Leben ihres Tieres dem Ende nähert. Sie wollen sich den Abschied leichter machen, versuchen auch bewusst oder unbewusst, ihn abzuwenden oder zumindest hinauszuzögern, und sie wollen ihrem guten Gefährten noch einmal ihre besondere Zuwendung schenken.

Bruce Fogle erzählt von der Zeit, als seine Familie wusste, dass ihr Hund Honey bald sterben würde:

»Tierärzte wissen, wie es ist, schlechte Nachrichten zu übermitteln. Ich kenne die Spiele, in die Tierbesitzer sich flüchten, um die Sachlage zu leugnen, so dass ich diese Ausflüchte selbst nicht benutzen konnte. Manche Tierbesitzer verhalten sich so, als hörten sie überhaupt nicht, was ich sage. Ich sage ihnen, dass ihr Tier herzkrank ist, Knochenkrebs hat oder an einer degenerativen Veränderung der Wirbelsäule leidet und sie antworten mir mit der Frage, ob ich ihrem Tier die Krallen schneide.

Der Tod des Haustieres kann ein traumatisches Erlebnis sein, weil die Beziehung zu einem Tier oft einzigartig ist – ganz anders als die Beziehung zu Menschen. Es ist nicht der Kummer – und er sollte es auch nicht sein – um den Verlust dessen, »was hätte sein können«, wenn ein Mensch stirbt, bevor er den Höhepunkt seines Lebens erreicht hat. Wie ich in diesem Buch erklärt habe, sind die Beziehungen, die Menschen zu ihren Tieren haben, jedoch oftmals weitaus komplizierter als sie nach außen hin erscheinen. Die Beziehung kann intensiv sein und das Ende der Beziehung kann zu einer stärkeren traumatischen Belastung führen als erwartet.

Julia, meine Frau, wusste, dass Honeys Leben bald zu Ende sein würde und sie tat Dinge, die den Übergang für beide, für sie und den Hund, einfacher machen sollten. Im frühen Frühjahr gestaltete sie Honeys Korb um. Honey hatte immer auf einer Decke geschlafen, die auf einer Schaumstoffmatte in einem Weidenkorb lag. Jetzt verwandelte Julia den Korb in eine wahre Wolke. Sie polsterte ihn mit weicher Füllung aus und machte ihn zu einem so behaglichen und einladenden Lager, dass unsere kleineren Kinder auch in dem Korb schlafen wollten. Honey liebte ihn. Als sie sich zum ersten Mal hineingelegt hatte, schnarchte sie nonstop vierzehn Stunden darin.

Für Julia war der Korb genauso wichtig oder vielleicht noch wichtiger. Sie musste etwas tun. Ich konnte dem alten Hund Vitaminspritzen und aufbauende Hormone geben, aber Julia fühlte sich durch Honeys bevorstehenden Tod hilflos. Mit dem Wolkenkorb konnte sie ihr Bedürfnis, etwas zu tun, befriedigen.«

Das alt gewordene Tier gut zu behandeln ist human. Schon der alte Römer Cato hielt das für eine menschliche Ehrenpflicht:

»Alt gewordenen Pferden das Gnadenbrot zu geben und Hunden nicht nur, wenn sie jung sind, sondern auch im Alter Pflege angedeihen zu lassen, ist Ehrenpflicht eines guten Menschen. ... Denn man darf mit lebenden Wesen nicht wie mit Schuhen oder Geräten umgehen, die man, wenn sie zerbrochen oder durch den Gebrauch verschlissen sind, wegwirft, sondern wenn aus keinem anderen Grunde, dann, um sich in der Menschenfreundlichkeit zu üben, muss man sich gewöhnen, gütig und mild mit ihnen zu sein.«

Dagegen ist eine Liebe, die sich ausschließlich auf ein Tier fixiert und dessen begrenzte Lebenszeit nicht akzeptiert, wohl nicht mehr als der selbstgefällige Spiegel des Menschen selbst.

»Pünktlich zum Festtag überreichte das Biotech-Unternehmen Genetic Savings & Clone bei einer Weihnachtsparty des Unternehmens das acht Wochen alte Klon-Kätzchen Little Nicky seiner stolzen Besitzerin Julie B. ‚Wenn er gähnt, sehe ich genau die gleichen Punkte wie bei Nicky', freut sich die Auftraggeberin aus Texas, die 50.000 Dollar für das Klonen ihres nach 17 Jahren verstorbenen Lieblings auf den Tisch legte«, berichtete die Rheinische Post am 24. Dezember 2004. ‚Für 50.000 Dollar hätte die Dame viele streunende Katzen aufnehmen können', urteilte David Magnus, Co-Direktor am Zentrum für biomedizinische Ethik der Stanford University. Sein Kollege von der Boston University sieht die Dinge anders. ‚Viele Leute können zu Tieren bessere Beziehungen aufbauen als zu Menschen', meint der Psychiater und Bioethiker. ‚Wer bin ich, zu bestimmen, ob jemand sein Haustier klonen lässt oder nicht.'«

»Dem einzelnen Hund kann der Mensch aus naturgegebenen Gründen die Treue nicht halten, wohl aber seinem Stamme«, stellte Konrad Lorenz klar.

Das Ende der Gemeinsamkeit, der vielen Erinnerungen, des Einsseins von Mensch und Tier ist aufgrund der kürzeren Lebensspanne des Tieres zwar absehbar, erfolgt für den Menschen trotzdem zu plötzlich und immer zu bald.

Virginia Woolf widmete dem Spaniel Flush des Dichterpaares Elizabeth Barrett und Robert Browning eine wundervolle Geschichte, die so endet:

»Dann, als er zu ihr aufs Sofa sprang und ihr die Schnauze ins Gesicht streckte, erinnerte sie sich, wie er sie vor Jahren einmal in der Wimpole Street hatte trösten wollen, als sie sich sehr unglücklich fühlte. Nun war sie glücklich. Aber sie wurde alt, und das wurde auch Flush. Sie beugte sich einen Augenblick zu ihm. Ihr Gesicht mit dem breiten Mund, den großen Augen und schweren Locken glich noch immer wunderlich dem seinen. Entzweigebrochen, doch aus ein und derselben Form gegossen, ergänzte vielleicht eins, was im anderen schlummerte. Aber sie war Mensch, er war Hund. Mrs. Browning las weiter. Dann sah sie wieder auf Flush. Doch er sah sie nicht an. Eine außerordentliche

Veränderung war über ihn gekommen. ‚Flush!' rief sie. Aber er blieb stumm. Er war lebendig gewesen; nun war er tot. Das war alles.«

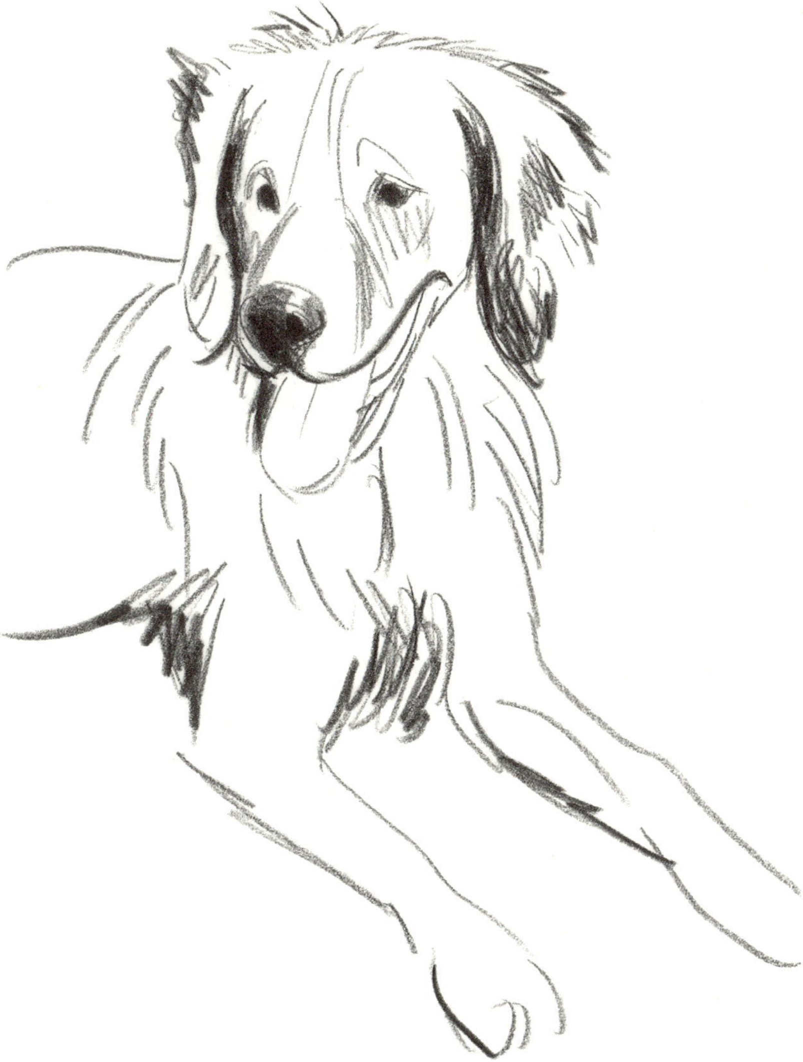

4.

Der Tod der Tiere: Lassen wir sie gehen ...

Wie Tiere sterben –
der natürliche Tod, der plötzliche Tod, der Unfalltod,
die Krankheit, das Alter, der eingeleitete, sanfte Tod.
Der ungewisse Tod, wenn Tiere plötzlich verschwinden.

Der Unfalltod – das brutale Ende

»Joucka ist tot.

Überfahren. Sie ist mir auf der Brücke plötzlich weggelaufen und eine Böschung runter und gegen ein Auto gelaufen. Sie war wohl sofort tot.

Ich bin so verzweifelt, so traurig, dass ich nicht weinen kann.

Jetzt liegt sie in unserem Auto, im Kofferraum ...

Der Tod kam so plötzlich.

Cathys Tod, Bennys Tod, der Tod durch Krankheit, Alter ist, war schlimm. Aber ein Unfall, vielleicht noch durch unser Verschulden, das ist fast nicht zu ertragen und tut so weh ...

Jouckas Mensch trifft mit dem tödlichen Unfall des Hundes ein unbeschreiblicher Schmerz.

Wenn ein Unfall dem Leben ein Ende setzt, wird plötzlich so viel Energie frei, muss sich einen neuen Weg suchen, setzt die Überlebenden einer großen Belastung aus.

Die Veränderung von jetzt auf gleich durch einen Unfall wirft die Zurückbleibenden brutal in eine neue Situation.

Sicherlich hatte Joucka bis zu dem Zeitpunkt ihres Unfalls ihre Freiheit, sicherlich überwiegen die schönen Stunden das kurze Ende.

Aber wer weiterlebt, der muss mit dem Erlebnis der brutalen Trennung, des gewaltsamen Auseinanderreißens einer wunderschönen Bindung, eines brutalen Abreißens der Lebensader des geliebten Wesens weiterleben.

Wer weiterlebt, neigt dazu, sich zu bestrafen mit Vorwürfen, die er möglicherweise auch noch von seiner Umwelt bestätigt bekommt. Er martert sich mit Eventualitäten, ja, was hätte nicht alles anders sein können, was hätte er verhindern können ... Das, was hätte sein können oder eben nicht sein durfte, kann schlimmer wiegen als die Wirklichkeit, es macht uns wahnsinnig.

Das Leben mit dem Straßenverkehr ist für die Tiere besonders unberechenbar, obwohl es meistens namenlose Opfer sind. Das Einzige, das tröstet ist, dass der Tod meist kurz und plötzlich erfolgt.

Der ungewisse Tod

Er war eine echte Nervensäge. Des Nachts kündete er seine Anwesenheit vor dem Fenster mit einem durchdringenden »Miau« an. Sie ließ ihn zur Küche hinein, er schmiegte sich schnurrend um ihre Beine, schmauste knackend Katzenkekse. Dann lag er auf ihrem Bett und bewirkte mit seinem gleichmäßigen, sonoren und sich steigernden Schnurren, dass sie wohlig einschlief, um einige Zeit später von einem eindringlichen »Miau« wieder geweckt zu werden. Sie ließ ihn hinaus. Einige Zeit später kehrte er zurück, als wolle er von seinen nächtlichen Erlebnissen berichten. Das Ganze wiederholte sich einige Male. Stand sie abends auf der dunklen Terrasse, spürte sie plötzlich, dass sie beobachtet wurde. Anfangs erschrak sie, dann wusste sie, ohne sich umzusehen, da war er wieder, der kleine Kater, und sie nahm ihn mit einem Lächeln und einer gewissen Beruhigung wahr. Eines Nachts kam er nicht mehr und auch die folgenden Abende und Nächte nicht. Sie suchte ihn überall, fragte nach ihm, quälte sich mit der Ungewissheit: War ihm etwas zugestoßen, hatte er sich eine andere Bleibe gesucht? Sie hatte ihm in den gemeinsamen Monaten nie einen Namen gegeben, ihn manchmal als Nervtöter beschimpft, vermisste ihn jetzt aber schmerzlich. Nach Tagen fand sie ihn, in einem Gebüsch am Straßenrand, offensichtlich durch einen Verkehrsunfall ums Leben gekommen.

Wenn ein Tier einfach verschwindet, ist es die quälende Ungewissheit, die an seinem Menschen nagt. Zu erfahren, dass das Tier tot ist, schafft wenigstens Sicherheit und beendet das Grübeln und Suchen. Die Angst geht. Jetzt beginnt die Trauer. Bis dahin hatte man gehofft, denn die Hoffnung stirbt zuletzt ... selbst das kleinste Fünkchen.

Der natürliche Tod

Die Tiere in der Wildnis ziehen sich zum Sterben zurück.

Man glaubt, sie tun es, um ihren Zustand vor konkurrierenden Tieren zu verbergen, vielleicht auch, um die anderen im Rudel nicht durch ihre Schwäche zu gefährden.

Auch domestizierte Tiere sterben, wenn sie Gelegenheit dazu haben, oft alleine.

Elizabeth Marshall Thomas schildert in ihrem Buch »Das geheime Leben der Hunde«, wie ihre Hündin Fatima einfach verschwindet:

»Dennoch, glaube ich, spürte Fatima, dass ihr Leben vorbei war. Eines Tages ging sie auf und davon und verschwand im Wald.« Die Ungewissheit für ihre Menschen blieb jedoch quälend. »Sicher fühlte Fatima den Tod kommen und ging hinaus, um bereit zu sein. Doch obwohl wir seitdem Jahr für Jahr die Augen aufhalten, haben wir nie die geringste Spur von ihr gefunden, noch nicht einmal ihr Halsband oder die Knochen.«

Tapps, der 18-jährige Pudel-Herr, starb in Würde, so wie sein ganzes Leben verlaufen war. Er verließ das Schlafzimmer in der Nacht durch die Terrassentür und legte sich unter die große Lieblings-Palme seines vor einem Jahr verstorbenen Frauchens. Er ging zu ihr, so erschien es den Zurückgebliebenen.

Andererseits nimmt der natürliche Tod des Tieres, der Tod, der von selbst eintritt, dem Menschen die Entscheidung ab, das Tier einschläfern zu lassen.

Seine Menschen wussten es. Der Tierarzt wusste es. Charly musste sterben. Sein Herz war zu schwach, um noch lange zu leben. Doch konnte man einen Hund töten, der mit seinem starken Willen jeden Eindruck aus seiner Umgebung in sich aufnahm?

In einer Juninacht setzte Charlys Herz aus. Seine letzten Atemzüge klangen wie ein Bellen. Dann war es still, totenstill. Charlys Herz schlug noch einmal leise. Dann nicht mehr, nie mehr. Charly war gestorben.

Sterben ist so natürlich wie das Leben und so wirklich!

Irgendwie passte es zu Charly, dass er sein Leben bis zuletzt nicht aus der Hand – der Pfote – gegeben hatte.

Mitleid contra Verstand?

Doch meist muss der Mensch entscheiden, ob das Leben für sein Tier eine Last wird.

»Please, let her go«, bitte lass' sie gehen, riet Marlene aus dem fernen Austin in Texas ihrer Freundin in Deutschland, als sie erfuhr, dass die nun mittlerweile sechszehnjährige Münsterländer-Hündin Cathy im Wald zusammengebrochen und der Last ihres Alters nicht mehr gewachsen war. Als sie einmal in Deutschland war, hatte sie Cathy kennen gelernt und die imposant gemusterte Hündin mit dem Tina Turner-Wuschelkopf ins Herz geschlossen.

Marlene wusste wovon sie sprach.

Sie hatte ihre Hündin, die für die taube Frau eine große Hilfe war, denn der Hund hörte für sie, war dafür ausgebildet worden, eines Tages ebenfalls einschläfern lassen müssen. Was für ein Verlust! Wir können es schwerlich ermessen.

Aus der Distanz fällt die Entscheidung oftmals leichter, ist mehr vom Verstand geleitet. Das Mitleid mit dem Tier schließt die Angst vor dem Verlust des Tieres aus, den der Außenstehende ja nicht hinnehmen muss. Ein Außenstehender kann darum oft objektiver urteilen. Darum nehmen Sie einen guten Rat ruhig an.

Sollte man, um die Entscheidung über Leben oder Tod eines Tieres zu treffen, von den Interessen des Lebewesens ausgehen?

Der Bioethiker Peter Singer, der durch seine Euthanasiethesen in den Blickpunkt der Öffentlichkeit rückte, verdeutlicht die Problematik. »Ein Fisch an der Angel, so Singer, strebe doch nach dem Aufhören eines schmerzhaften Zustandes. Das sei sein wichtigstes Interesse. Der Fisch habe kein Selbstbewusstsein, keinen Begriff von der eigenen Zukunft, er sei ein empfindendes Wesen, das kein über Empfinden hinausgehendes Interesse am Weiterleben erleben könne. Ihn von seinem Leiden zu erlösen, ihn also zu töten, sei vertretbar, denn damit werde sein vorrangiges Interesse erfüllt.« (aus: Erhard Olbrich/Carola Otterstedt, »Menschen brauchen Tiere«) Klingt das vernünftig? Ein Unbehagen bleibt.

Leiden und Freude von Lebewesen zu erfassen ist rational kaum möglich und führt oft an der Lebenswirklichkeit vorbei.

Wer fürchtet, sein Tier könne leiden und dies nicht ertragen kann, läuft Gefahr, egoistisch zu handeln, Chancen auszulassen. Die Entscheidung ist schwer.

Es sollte ein Scherz sein oder ein Ausprobieren: Mal sehen, was passiert? Oder es war eine Gedankenlosigkeit der jungen Leute, deren Opfer der kleinwüchsige Schäferhundmix Willy war. Jetzt lag Willy auf dem Behandlungstisch des Tierarztes, seine Beine zuckten, seine Pfoten waren nach innen gekrampft, er atmete schnell und flach, dann wieder aufblähend, starrte mit wirrem, leerem Blick. »Er ist high. Er muss Extasy oder ähnliches gefressen haben«, stellte der Tierarzt fest. Willys Besitzerin hatte sofort die Gruppe der Jugendlichen vor Augen, die Willy am Abend mit Würstchen gefüttert hatten. Willy sollte der letzte Hund in ihrem Leben sein, und nun stand sie vor dieser Katastrophe. Sie konnte ihn nicht leiden sehen. »Schläfern Sie den Hund ein. Er kann die Schmerzen nicht ertragen. Ich kann seine Schmerzen nicht ertragen.« Der Tierarzt wollte versuchen, den Hund zu retten, setzte sich durch, reinigte sein Blut und gewann. Die Verwirklichung der augenblicklichen »Interessen« von Hund und Besitzerin hätten eine heute noch erfreuliche Partnerschaft vorzeitig beendet.

Das Mitleiden der Besitzerin war zu sehr auch ein Nicht-Ertragen können.

Mitleid und Verstand sollten sich vorteilhaft ausbalancieren.

Mitleiden, sich Einfühlen in das Tier, ist aber auch die Voraussetzung, um dem Tier das Leben nicht zur Qual werden zu lassen.

Mitleiden, Mitempfinden ist die Einstellung gegen Verdinglichung, Verrohung.

Arthur Schopenhauer bezog sich ausdrücklich auf Mensch und Tier, als er darstellte, dass Mitleid aus der Verbundenheit zwischen den Lebewesen resultiert, das sich mit dem anderen identifiziert. Denn, »dann erblicke ich ihn nicht mehr ... als ein mir Fremdes, Gleichgültiges, von mir gänzlich Verschiedenes; sondern mit ihm leide ich mit, trotz dem, dass seine Haut meine Nerven nicht einschließt.«

Vernunft und Gefühl scheinen oft unvereinbar und es ist nicht immer einfach, sie auszutarieren. Schopenhauer schrieb, dass Mitleid nicht durch rationales Kalkül zustande kommt. Er erläutert:

»Wie ist es nun möglich, dass ein Leiden, welches nicht meines ist, nicht mich trifft, doch ebenso unmittelbar, wie sonst nur mein eigenes, Motiv für mich werden, mich zum Handeln bewegen soll? ... Dieser Vorgang ist mysteriös: denn es ist etwas, wovon die Vernunft keine unmittelbare Rechenschaft geben kann, und dessen Gründe auf dem Wege der Erfahrung nicht zu erklären sind. Und doch ist der Vorgang des »Mitleidens« alltäglich. Jeder hat ihn an sich selbst erlebt. Sogar dem Hartherzigsten und Selbstsüchtigsten ist er nicht fremd geblieben.«

Wie hin- und hergerissen Menschen sich fühlen können zwischen dem, was Mitleid, Grausamkeit, Vernunft ist, zeigt ein Beispiel aus »Doris Lessings Katzenbuch«, in dem Doris Lessing vom Leben der Menschen mit den Katzen erzählt.

Die Katzen auf der Farm in Afrika, auf der sie als Kind mit ihren Eltern lebte, vermehrten sich wild und ihrer Mutter kam die Aufgabe als Schiedsrichterin zu, »abzuwägen zwischen Vernunft und sinnloser Wucherung der Natur«. Sie regulierte die Katzenpopulation, indem sie junge Kätzchen, verkrüppelte und kranke Katzen ertränkte. Eines Tages weigerte sie sich, diese Aufgabe weiterhin zu übernehmen. Farm und umgebendes Buschland wurden bald »das Schlachtfeld für hundert Katzen.« Die Mutter ging fort. »Bevor sie ging, verabschiedete sie sich von ihrem Liebling, einer alten getigerten Katze, von der alle abstammten. Sie streichelte sie zärtlich und weinte.«

Ihr Vater übernahm die Aufgabe der Katzentötung und bestellte zu diesem Zweck auf Anraten des Tierarztes eine große Flasche Chloroform. »Wir nahmen eine große luftdichte Keksdose und setzten eine alte, traurige, kranke Katze hinein, zusammen mit einem chloroformgetränkten Wattebausch. Ich empfehle dieses Verfahren nicht. Der Tierarzt hatte gesagt, es ginge ganz schnell, aber das war nicht der Fall.«

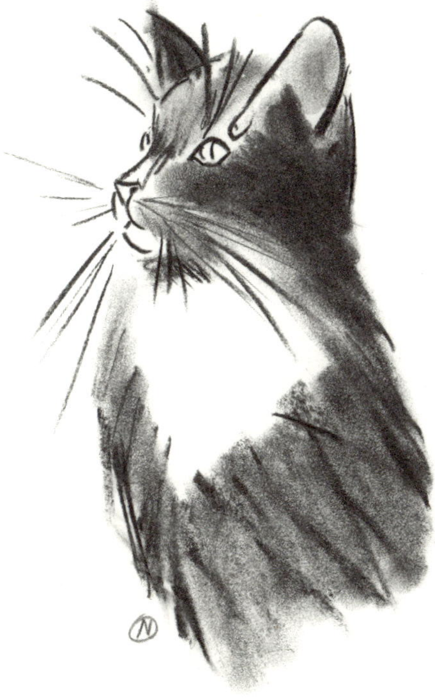

Daraufhin fingen Vater und Tochter die Katzen ein, sperrten sie in ein Zimmer und der Vater erschoss sie, eine nach der anderen. »Als meine Mutter von ihrer Reise zurückkehrte und der Nachbar, der sie gefahren hatte, gegangen war, ging sie still und wortlos durch das Haus, wo jetzt nur noch eine einzige Katze war, ihr alter Liebling, die auf ihrem Bett schlief. Meine Mutter hatte nicht darum gebeten, diese Katze zu schonen, denn sie war alt und kränklich. Dennoch suchte sie sie; und lange Zeit saß sie bei ihr, streichelte sie und sprach mit ihr. Dann kam sie auf die Veranda. Hier saß mein Vater, und hier saß ich: zwei Mörder, die sich auch so fühlten. Sie setzte sich. Er drehte sich eine Zigarette. Seine Hände zitterten immer noch. Er blickte sie an und sagte: ‚Das darf nie wieder vorkommen.'

Und es kam nie mehr vor, vermute ich.«

Vor diesem Hintergrund kann das Einschläfern eines Tieres durch ein überdosiertes Barbiturat, also ein Schlaf- oder Narkosemittel, menschlich, moralisch sein, von Verantwortung und Liebe zeugen und einen wirklichen Gnadentod bedeuten.

Der eingeleitete Tod

Er hat den schweren Gang auf sich genommen und seine schwarze, von Arthrose steife Schäferhündin zum Einschläfern gebracht, als seine Frau bei ihrer Familie in Japan weilte. Er hat sich wochenlang mit der Entscheidung getragen, die von beiden so sehr geliebte Hündin von dem Rest ihres langen Lebens zu befreien, das ihr nun zur Last geworden schien. Wochenlang hat er sie trotz seines von Bechterew gekrümmten Rückens mehrmals täglich die zehn Stufen hinauf zur Wohnung und hinunter in die Wiese getragen.

Nun lebt sie nicht mehr, seit einigen Tagen. Er ist sicher, richtig gehandelt zu haben. Seine Frau erschien beinahe erleichtert, als sie die Nachricht erhielt. Trotzdem lassen ihn die Gedanken nicht los. Er hat gegrübelt, hat den Tag gefürchtet, hat die letzten Stunden gezählt. Er ist sicher, die Hündin hat seine Unruhe, seine Beklemmung gespürt, seine vor Angst feuchten Handflächen wahrgenommen, seinen Angstschweiß gerochen. »Sie wusste, dass etwas anders war. Wusste sie, dass ihr Leben zu Ende ging?« fragt er sich. Ihn quält das Vertrauen, mit dem sie ihn zum Tierarzt begleitet hat. »Was hätte sie anders tun können? Hatte sie eine Wahl? Vielleicht wollte sie gar nicht so lange leben? Hat sie sich in den letzten Wochen sehr gequält?«

Einige Wochen später zeigt der von Zweifeln gemarterte Mann wieder ein Lächeln, sein Schritt ist elastischer, seine Wirbelsäule entspannter. Der Grund findet sich an seiner Seite, eine fünfjährige Huskyhündin.

Das Einschläfern selbst ist für den Tierhalter eine besonders herausfordernde Situation. Er muss – zusammen mit dem Tierarzt – entscheiden, während die Entscheidung ihm durch einen Unfalltod oder das natürliche Sterben des Tieres abgenommen wird.

Liegt eine tödlich verlaufende Krankheit vor, ist die Entscheidung konsequent. Das Tier, das aufgrund seines Alters zwar hinfälliger wird, aber lebt, macht die Entscheidung schwer. Konrad Lorenz nennt diese Konflikte in seinem Buch »So kam der Mensch auf den Hund« »die schweren Seelenkämpfe, die jeder Herr durchzustehen hat, wenn sein Hund schließlich an einer unheilbaren Alterskrankheit dahinsiecht und sich die finstere Frage erhebt, ob und wann man ihm die letzte Wohltat eines schmerzlosen Narkosetodes zuteil werden lassen soll. Ich danke dem Schicksal, dass es mir diesen Kampf bisher merkwürdigerweise erspart hat: mit Ausnahme eines einzigen Hundes sind alle in höherem Alter eines plötzlichen und schmerzlosen Todes gestorben. Damit aber ist nicht zu rechnen, weshalb ich es empfindsamen Menschen nicht ganz verübeln kann, wenn sie angesichts des unvermeidbaren schmerzlichen Abschieds von der Anschaffung eines Hundes nichts wissen wollen.«

Dido, die Hunde-Heldin aus Chapman Pincher's Roman »Dido. Ich lieb mein Hundeleben«: »Wenn das Leben zur Last geworden ist, sollte man sterben dürfen – glücklicherweise ist bei Hunden Euthanasie nicht nur legal, sondern auch weit verbreitet.« Und: »In einer anderen Hinsicht sind wir euch ähnlich geworden: Die wenigsten von uns sterben zu Hause. So wie die meisten von euch im Krankenhaus sterben, so sterben wir in Tierarztpraxen.«

Die Mönche von New Skete vertreten in ihrem Buch »Wer kennt schon seinen Hund« die Ansicht:

»Wir versuchen, Hundehaltern eine realistische Einstellung zur Euthanasie zu vermitteln. Die Entscheidung dazu kann schwer sein, aber sie ist nicht der Weltuntergang. Wer zögert, einen Hund, der leidet oder ernste Verhaltensstörungen aufweist, einzuschläfern, mag auf Verständnis stoßen, verhält sich aber falsch, gerade auch angesichts der Massenvernichtung von Millionen gesunder Tiere, deren einziger Makel darin liegt, dass sie niemand haben will.«

Die primäre Frage ist: Kann das Tier noch ein tiergerechtes Leben führen, also selber fressen, sich bewegen, sich säubern? Oder kann es nur unter Schmerzen und Anstrengung überleben? Ist eine Erholung durch Medikamente, eine Therapie möglich?

Sieht es hoffnungslos aus, dann ist das Einschläfern die letzte Pflicht gegenüber dem Tier.

Unsere Haustiere sind keine Wildtiere und insofern ist der Gedanke, dass sie aufgrund ihrer nachlassenden Beweglichkeit in der freien Wildbahn Opfer anderer Tiere würden, kein Entscheidungskriterium.

Hinzu kommt, dass nur wenige Haustiere die Möglichkeit haben, sich zurückzuziehen, um zu sterben. Vielleicht würden sie es viel häufiger tun, wenn wir sie nicht vieler ihrer Instinkte beraubt hätten.

Also muss der Mensch sein Herz in beide Hände nehmen und entscheiden, ob er das Einschläfern für sein Tier will – ohne Hektik, ruhig, schmerzlos.

Für den Tierbesitzer ist es ein Moment, in dem alle Erinnerungen an das gemeinsame Leben mit dem Tier hochkommen. Er ist aufgeregt, traurig, zugleich erleichtert, dass das Tier nicht mehr leiden muss, fragt sich dennoch, ob die Entscheidung richtig war.

»Streicheln Sie sie noch einmal«, sagte der Tierarzt, bevor er der von einer Vergiftung gezeichneten Airedale-Hündin Annette die erlösende Spritze setzte.

»Ist sie jetzt tot?« »Ja.« Dann verließ der Tierarzt den Raum, um Zeit zum Abschied zu lassen. Annettes Besitzerin erlebte zum ersten Mal, wie ein Tier eingeschläfert wird. Mit einem Streicheln nahm sie Abschied für immer von ihrer guten Begleiterin in Kinder- und Jugendzeit.

Jahre später weiß sie, dass der Tierarzt der Hündin in ihrem Beisein nur eine normale Narkosespritze setzte. Er hatte sie wohl aus Mitgefühl die zweite tödliche Injektion nicht miterleben lassen. Ändert das etwas?

Ein verantwortungsvoller Tierarzt wird die Entscheidung, ein Tier einzuschläfern, genau prüfen.

Es gibt Tierhalter, die lassen ihr Tier aus finanziellen oder trivialen Gründen einschläfern. Das Kaninchen hat eine Zahnfehlstellung und daraus resultierende Verhaltensstörungen; die Katze hat bei einem Autounfall den Schwanz verloren, und der Besitzer hat keine Zeit, das Tier zu pflegen; der Hund ist neurotisch, weil er nicht die Traumvorstellung seines Besitzers von einem Kommissar Rex erfüllt; der Tierhalter, der in eine Lebenssituation geraten ist, in der er sein Tier nicht mehr halten kann, denkt, besser tot als im Tierheim.

Die Liste ist lang, eines ist gewiss: Tierhalter und Tierarzt verstoßen gegen das Tierschutzgesetz, wenn ein Wirbeltier ohne vernünftigen, ernsthaften Grund getötet wird.

Getötet ohne humanen Grund werden viele Tiere, um dann als Pelz, Geweih mit möglichst vielen Enden an der Wand, Tasche oder was auch immer zu enden. Doch das ist eine andere traurige Geschichte, die wir nicht kommentieren wollen.

In diesem Buch geht es um Menschen, die ihren Tieren mit Liebe und Verantwortung begegnen. Doch wir dürfen die Millionen anderen, unbeweinten Tiere nicht vergessen.

Der Tierarzt Roger Caras berichtet in »A Dog Is Listening« wie er einst gezwungen war, gesunde Greyhounds einzuschläfern. Doch Sirius konnte er nicht töten. »Wie bringt man einen Hund um, der einen jedes Mal anlächelt, wenn man sich ihm mit der Spritze nähert.«

Das Lächeln war eine Fähigkeit, die Sirius in bestimmten Situationen einsetzte.

»Er rollt die Lippen zurück und zeigt seine Zähne, während er ein breites Lächeln aufsetzt. Das macht er, wenn er jemanden begrüßt, unmittelbar bevor er einen Keks bekommt, und wenn man ihn darum bittet.«

Die Tiere begegnen ihren Menschen mit grenzenlosem Vertrauen. Und genau das ist es, was den Menschen ein schlechtes Gewissen macht. Das macht den Abschied so tragisch.

Wir Menschen sind für unsere Tiere verantwortlich. Wenn es auch manchmal schwer fällt, Verstand und Gefühl in Einklang zu bringen, so sollten wir niemals Mitleid und Selbstmitleid verwechseln.

Warten auf den Tod ...

Cathys letzter Gang war ein großer. Sie legte sich hin und wartete. Eigentlich wären wir längst an der Reihe gewesen. Dr. Wodecki ging immer wieder an uns vorbei, ohne Cathy zu rufen. Dann waren wir die letzten und er sagte nur: »Sie will nicht mehr ...«

Ja, ein Tier kann sich entscheiden, aus dem Leben zu gehen. Anders als wir Menschen. Das hat nichts mit Suizid zu tun, sondern ist ein Akzeptieren in die Gegebenheiten, ein Annehmen, ein sich fügen in das Unvermeidliche. Tiere können das, wir Menschen nur ganz selten.

Ein guter Tierarzt spürt, wann das Ende gekommen ist und tut, was er tun muss, tun kann, wozu ihn die Medizin ermöglicht.

Das Tier, das in unseren Armen eingeschläfert wird und stirbt, lässt uns erahnen, wie es ist, zu sterben, zu verlöschen. Wir sind dem Tod in diesem Augenblick ganz nahe. Und das ist eine Erfahrung, die eine große Chance ist. Für den Menschen.

5.

Trauer, die Sehnsucht nach dem Vergangenen …

Trauer, die große Emotion
Trauer, ein positives Gefühl
Trauer und Schuldgefühle
Trauer und Selbstmitleid – wir beweinen uns selbst
Trauer contra Wegwerf-Mentalität

Die Stunden danach

Honey war tot.

»Ich musste zurück an die Arbeit – die Patienten warteten unten in der Praxis. Julia aber war allein, und sie wischte Staub und saugte den Teppich und wusch und bügelte, nur um etwas zu tun.

Am Abend hatte Julia für uns alle ein großes Essen zubereitet. Nach der Arbeit brachte ich Humphrette, unseren Papagei, mit nach oben ins Wohnzimmer und öffnete seinen Käfig, damit er oben auf ihm sitzen konnte. Julia arbeitete in der Küche und gab vor, sehr beschäftigt zu sein, dachte aber an nichts anderes als an Honey. Honey war ursprünglich ihr Hund gewesen und hatte sie durch alle Hochs und Tiefs in ihrem Leben begleitet. Sie war für die Hochs da. Wir hatten uns kennen gelernt, als sie zu mir kam, weil Honey sich nicht wohl fühlte. Und Honey wartete nach der Geburt jedes Kindes auf sie zu Hause. Aber vorher gab es auch Tiefs, und zu einer Zeit in Julias Leben, als Honey noch sehr jung war, war die Hündin wirklich ihre beste Freundin gewesen. Honey war auch für mich eine gute Freundin. Ich hatte vor ihr noch nie einen großen Hund gehabt. Meine Familie hatte immer Terrier, ob von der Sorte der Vandalen und Plünderer oder der Hilfesuchenden. Ich hatte nie zuvor mit einem Hund ohne Leine spazieren gehen können, und entdeckte erst durch Honey das Vergnügen, mit einem Hund durch die Gegend zu schlendern. Honey war für mich eine neue Erfahrung, die mir gefiel. Durch sie lernte ich wahrscheinlich mehr über die Ausübung der Tiermedizin als von irgendeinem Menschen.

Ich ging in die Küche und Julia legte ihre Arme um meinen Hals und schluchzte. Wir standen so einige Minuten, in Trauer versunken, einander umarmend, erlangten aber schnell unsere Fassung wieder und wischten unsere Tränen ab, als wir ein seltsames ‚Hallo' von der Diele her vernahmen. Humphrettes Timing war perfekt! Der Papagei watschelte in die Küche, bis zu unseren Füßen und sagte dieses Mal ein einschmeichelndes ‚Helllllllllo'.

Am Abend trug ich Honeys in eine Decke gewickelten Körper und ihren Korb hinunter in meine Praxis und ließ sie dort. Julia und ich redeten ein bisschen Belangloses und gingen zu Bett, aber ich konnte nicht schlafen. Ich lag wach und sah die Stunden auf der Uhr vorrücken, während ich an die Hündin und meine Familie dachte. Durch sie war ich in einer anderen Welt. Meine Kinder waren meine Kinder wegen ihr. Sie war das Samenkorn dafür, dass mein Leben ganz anders verlaufen war, als ich es mir vorgestellt hatte. Um zwei Uhr morgens war ich immer noch wach, stand leise auf und ging nach unten und setzte mich an meinen Schreibtisch. Das orangefarbene Licht der Straßenlaterne schien schwach in den Raum. Ich betrachtete Honeys Korb und den eingewickelten Körper und dachte an die Jahre, in denen sie auf diesem Boden gelegen hatte und so eine gute Kameradin war.

Ich wusste nicht, was ich denken sollte. Am nächsten Tag wollten wir sie weit wegbringen, um sie auf dem Grundstück von Freunden zu begraben. Ein Kapitel meines Lebens ging zu Ende, doch ich wollte nicht, dass es endete.

In den nächsten Tagen mussten wir uns auf viele Veränderungen des Tagesablaufs, den wir in den vergangenen sechzehn Jahren entwickelt hatten, einstellen. Wir konnten den Gedanken an einen anderen Hund – einen fremden Hund – im Haus, in Honeys Haus, nicht ertragen und entschieden, ein halbes Jahr, bis etwa Weihnachten zu warten, und uns dann zu überlegen, ob wir wieder einen Hund haben wollten.«

So schildert der britische Tierarzt und Autor Bruce Fogle in seinem Buch »Games Pets Play« die Gefühle, die seine Familie und ihn bewegten, als ihr Hund Honey starb, und wie sie trauerten.

Was ist Trauer? In der Geschichte von Bruce Fogle klingen etliche wesentliche Elemente dieses bewegenden Gefühls an.

Trauer wird vor allem durch die Trennung von einem geliebten Wesen ausgelöst, und das ist eine besondere, eine emotionale Anforderung an uns Menschen. Trennung für immer ist ein Grund zur Trauer, denn sie zwingt die Zurückbleibenden auf brutale Weise zum Brechen mit Gewohnheiten, zu einem Leben ohne das vertraut gewordene lebendige andere Wesen.

Der Verlust des geliebten Wesens stellt die Überlebenden in eine andere Welt.

»Es ist das Nebelhafte, Ungreifbare.
Wenn du es triffst, wirst du seinen Kopf nicht sehen,
und wenn du ihm folgst, nicht seinen Rücken.«
Laotse

Trauer über den Tod eines Tieres?
Ja, auch das kann sehr weh tun, kann körperlich und seelisch tief schmerzen. Die Trauer kann Depressionen, Krankheiten auslösen, den ganzen Menschen in ein dunkles, tiefes Loch stürzen.

Sie hatte ihre achtjährige Dobermann-Hündin an Herzschwäche verloren. Es war ein dunkler Novembertag, an dem sie starb. Tagelang hockte die 34-jährige Frau bei Regen und Kälte an der Stelle, wo der Hund begraben lag. Die Trauer schien sie aufzufressen, zu einer zu großen Last zu werden. Nur mühsam konnte sie sich daraus lösen. Hat sie es geschafft? Selbst ihre Eltern wissen es nicht so genau. Vielleicht weiß sie es selbst nicht ...

Nie mehr ihren Namen rufen, nie mehr das Bild sehen, wenn sie plötzlich als dunkler Punkt auf der unendlich weiten, grünen Wiese erscheint und dann schnell und immer schneller näher kommt, mit freudigen, federnden Sprüngen. Es ist wie ein Suchen, ein Sich-Vergewissern, noch einmal ihren Namen rufen: Dana! Dana! Der Ruf verschallt in der Leere, keine Resonanz, kein Wiedersehen ...

Ihr Hund lebt nicht mehr.

Als die Hündin Cathy gehen musste, konnte sie einige Tage nicht darüber sprechen. Der Schmerz ließ ihre Stimme versagen. Sie schrieb darum an ihre Freunde, verschickte Briefe, Mails, Faxe, erzählte vom Sterben des Tieres und das half ihr sehr, die erste, schlimme Zeit zu bewältigen und wieder an etwas anderes zu denken, als an das »nie mehr wieder«, nicht in die gefürchtete Depression zu verfallen, die sie einst gemeinsam mit der Hündin erlebt und überwunden hatte und vor der sie sich fürchtete. Depression; unfähig etwas zu tun, krank vor Angst, gelähmt vor Traurigkeit und ohne Hoffnung ...

Das kann geschehen, wenn der Tod uns begegnet. Nicht nur um Menschen müssen wir weinen.

Trauer-Tränen

»Tränengebadet, mein teuerstes Hündlein, so trag ich dich heute;
vor drei Lustren wie froh, Patrice, trug ich dich da!
Tausendmal hast du mich herzlich geküsst, nie tust du es wieder,
nie wirst wieder du mir schlummern so lieblich am Hals.
Trauernd im eigenen Grab aus Marmor leg ich dich nieder,
dass wir im Tode vereint würden auf ewige Zeit.
Wirklichen Menschenverstand verriet dein kluges Benehmen:
Ach welch reizend Geschöpf hat mir das Schicksal geraubt;
Patrice, du gute, wie kamst du so oft zu unserer Mahlzeit,
sprangst auf den Schoß mir herauf, bettelst Brocken mir ab.
Oftmals hielt ich die Schale dir hin mit den eigenen Händen,
ließ dich in gierigem Zug schlürfen das labende Nass,
und wenn des Abends erschöpft von Mühen nach Hause ich kehrte,
kamst du mit wedelndem Schweif, grüßtest so freundlich den Herrn.«

So lautet eine Inschrift in lateinischer Sprache auf einem Grabstein in Pugerula bei Salerno.

In seinem Buch »Wiedersehen mit Argos« hat Jost Perfahl eine wunderbare Sammlung von Texten der antiken griechischen und römischen Literatur, die sich mit dem Hund befassen, zusammengestellt.

Auf einer Grabinschrift in griechischer Sprache auf einem Hundegrabmal in Rom ist zu lesen:

»Alles, was wir besaßen an Theia, dem niedlichen Hündlein, schließt der Hügel hier ein, Schönheit und liebendes Herz.

Jammernd sehnt sich das Mädchen nach ihrem verzärtelten Liebling, nimmer vergisst sie des Freunds, der sie so treulich geliebt.«

Das Weinen um ihre geliebten Tiere war bereits den Menschen in frühester Zeit nicht fremd.

Gewеint hat auch der Dichter Matthias Claudius, »Als der Hund tot war«:

»Alard ist hin, und meine Augen fließen
Mit Tränen der Melancholie!
Da liegt er tot zu meinen Füßen,
Das arme Vieh!
Er tat so freundlich, klebt an mich wie Kletten,
Noch als er starb an seiner Gicht.

Ich wollt ihn gern vom Tode retten,
Ich konnte es nicht.
Am Eichbaum ist er oft mit mir gewesen,
In stiller Nacht mit mir allein;
Alard, ich will dich nicht vergessen,
Und schar dich ein.
Wo du mit mir oft saßst, bei unserer Eiche,
Der Freundin meiner Schwärmerei –
Mond, scheine sanft auf seine Leiche!
Er war mir treu.«

Trauer ist Sehnsucht nach dem Vergangenen, der Verlust von Vertrautem. Sie ist auch das verlorene Gefühl, das kein Ziel mehr hat. Dieses Gefühl, dass wir dem anderen nicht mehr geben können, überwältigt uns. Das Gefühl kann den Menschen, der den Verlust erleidet, zunächst blockieren.

Ein plötzlicher Tod, ein Unfall löst einen Schock aus. Man kann nicht weinen, spürt überall Kälte, Verlassenheit, Schmerz.

Wenn die erste Anspannung nachlässt, können, je nach Emotionalität des einzelnen Menschen, die Tränen fließen. Das kann befreiend wirken.

Wenn uns danach ist zu weinen, wenn wir ein liebes Tier verlieren, dann sollten wir weinen.

Angelika und Waldemar Pisarski schreiben in ihrem Ratgeber »Das Sterben ins Leben holen« folgende Gedanken:

»Im Amerikanischen gibt es ein Sprichwort 'Don't push the river!' Du musst den Fluss nicht anschieben! Du musst ihn nicht anschieben, denn er fließt von selbst! Damit ist die eine Gefahr benannt. Es tut nicht gut, wenn ich 'pushy' bin, wenn ich einen trauernden Menschen bedränge, wenn ich ihm zusetze, wenn ich Druck auf ihn ausübe. Er oder sie wird sich wehren, wird vielleicht das Gespräch abbrechen oder auf ein anderes Thema wechseln und dabei jedes Zutrauen zu mir verlieren. Trauer braucht Zeit, braucht Geduld, braucht einen langen Atem.

Das andere Extrem heißt 'Don't stop the river!' Du musst den Fluß nicht stauen. Du musst keinen Damm errichten. So würde Trauer nur angehalten, kaum dass sie in Bewegung gekommen ist. Es könnte nicht mehr fließen, nicht mehr weiterfließen, es würde sich stauen.«

Und weiter:

»Es ist ein gutes Bild: Ein Fluss fließt von selbst. Von selbst bestimmt er das Tempo und den Rhythmus und die Bewegung seines Fließens. Mit unserer Seele ist es ganz ähnlich. Seelische Regungen wollen fließen und finden dabei ihre eigene Intensität und ihren Rhythmus und ihre Gestalt. Das gilt für unsere Freude, das gilt für unseren Kummer, das gilt für unser Lachen und für unser Weinen.«

Auch wenn es hier »nur« um die Trauer um Tiere geht, führen wir noch einmal ein Zitat aus »Das Sterben ins Leben holen« an.

»In der Mitte der Bibel steht die zweite Seligpreisung der Bergpredigt. Sie ist so etwas wie eine Zusammenfassung all dessen, was zum Thema Trauer zu sagen ist. Dabei wählt Martin Luther eine sehr verinnerlichte Übersetzung 'Selig sind die Leidtragenden...' (Matthäus 5,4). Im Urtext heißt das Wort 'klagen, jammern'. Es weist auf den Schmerz hin, der herausgeschrieen, herausgeweint, herausgerufen wird. Man führe sich nur die Trauerbilder vor Augen, die wir heute immer wieder aus dem Nahen Osten sehen. 'Selig sind, die sich zu ihrem Leid bekennen und es lauthals hinausschreien ...' So könnte man besser übersetzen. Und die, die solches tun, die werden getröstet werden.

Hinter dieser Passivwendung steht die fromme jüdische Tradition, den Namen Gottes zu umschreiben. 'Selig, die sich zu ihrem Leid bekennen und es lauthals hinausschreien', so lautet also die Verheißung, 'Gott wird sie trösten.' Unser Leid rührt Gott an. Unsere Schmerzen gehen ihm an's Herz. Gott schenkt uns die Trostkräfte, die wir brauchen. So lautet die christliche Botschaft.«

»Hinausschreien«, das meint auch, sich mit seiner Trauer nicht zu verkriechen. Wenn viele andere Menschen wissen, dass ich trauere, erhöht sich die Wahrscheinlichkeit, von anderen getröstet zu werden.

Spontanes Mitteilungsbedürfnis aus der Trauer heraus ist eine aktive Seite der Trauer. Der Mensch, der sein geliebtes Tier verloren hat, will sich oft den Schmerz von der Seele reden, seine Trauer teilen, Mitgefühl erfahren, sich so von der Bürde der Trauer befreien. Da Hundebesitzer sich als Tierbesitzer offen zeigen, wenn sie ihren Hund mit sich führen, haben viele von ihnen wahrscheinlich schon erlebt, dass nicht nur ihnen bekannte Menschen, sondern auch unbekannte auf sie zukommen und ihnen ganz spontan vom Tod ihres Hundes oder auch eines anderen Tieres erzählen. Und wie gut kann der Mensch mit lebendem Hund das verstehen und darf auch gar nicht daran denken, wenn seiner auf ewig geht. Aber so ist das Leben. Man tröstet spontan und trägt ein Stück der Trauer mit.

Als die Dogge des Reichkanzlers Bismarck am 19. Januar 1889 starb, wurde die Nachricht in ganz Deutschland und in vielen Teilen der Welt verbreitet.

Psychologen betonen die Notwendigkeit der Trauer und weisen auf die Gefahr ihrer Verdrängung hin. Ohne Trauer nehmen wir uns die Möglichkeit, das Vergangene als einen Teil von uns zu bejahen, anzunehmen und abzuschließen mit all den Erfahrungen, die wir gemacht haben. Trauer gibt uns auch die Möglichkeit, innezuhalten, umzudenken, neu zu sehen, nicht unbedingt wie gehabt weiterzumachen.

Trauer ist die Auseinandersetzung mit der veränderten Situation – ohne das geliebte Wesen. Wenn wir die Gefühle, die wir dem toten Lebewesen entgegengebracht haben, in uns zurücknehmen, loslassen, kann die ganze Zuwendung und Freude wieder frei werden. Dann entdecken wir einen neuen Impuls in unserem Leben.

Trauer-Zeiten

Wie lange dauert das Trauern?
Die Trauerzeit kann kurz oder länger, verständlich oder belastend sein.

Wenn ein Tier über einen längeren Zeitraum alt oder krank ist, ehe es stirbt, wenn der Mensch sich mit seinem Rhythmus der langsamer tickenden Lebensuhr, dem Ausklingen des Lebenspendels des Tieres anpasst, braucht er vielleicht eine längere Zeit des Trauerns, um zu einem Leben ohne sein Tier zu finden. Andererseits hat er sich schon einige Zeit mit dem näher rückenden Sterben seines Tieres auseinandersetzen können und sich den Gedanken, das Tier bald nicht mehr zu seinem Gefährten zu haben, schon akzeptiert. Dieser Umstand kann die Trauerzeit verkürzen.

Eine ganz andere Situation ist der plötzliche Tod zum Beispiel durch einen Unfall. Je unerwarteter, je unvorhergesehener, je plötzlicher, je gewaltsamer ein Verlust ist, desto schwieriger und schmerzlicher wird die Trauerarbeit sein. Vorwürfe und Schuldgefühle erschweren es, sich von dem nicht mehr lebenden Wesen lösen.

Ein Unfall verändert das Leben von jetzt auf gleich. Mit einem Eklat, einem Paukenschlag verlässt das geliebte Lebewesen die Welt und hinterlässt bei den Überlebenden ein tiefes Trauma. Wenn der Mensch, der zurückbleibt, den Unfall miterlebt, sind da zudem die Bilder des jähen Endes, die wir nicht mehr sehen wollen und doch nicht aus dem Kopf verbannen können.

Damals, als Joucka das Rattengift gefressen hatte, hatte ihre Besitzerin sie retten können. Warum jetzt nicht? Warum erkannte sie die Gefahr nicht, als der Hund in den Tod lief?

Beruhte der Unfall auf einem Missverständnis? Sie folgte Joucka, als diese einen anderen Weg als den gewohnten einschlug. Wurde die Fehlannahme, Joucka handelte mit Übersicht, könnte die Verantwortung für sich übernehmen, sollte so viel Freiheit wie möglich haben, dem Hund zum Verhängnis? Warum folgte sie Joucka auf dem Fuß, als hätte eine höhere Macht den Weg gewiesen? Oder war es nur gedankenlose Trägheit gewesen?

Der Unfalltod lässt den Menschen in Schrecken, mit nagenden Fragen ohne Antwort, mit Selbstvorwürfen und Schuldgefühlen zurück.

Die Brücke, von der aus man auf Jouckas Unglücksstelle blicken kann, ist für ihre Besitzerin zum Trauma geworden. Zwar wird der beißende Schmerz im Laufe der Zeit weniger, doch wird sich hier keiner ihrer Hunde mehr unangeleint bewegen.

Der stämmige Labrodor-Bursche war nicht nur der Stolz seines Besitzers, sondern auch der Liebling der Altstadtbewohner am Fluss. Als er mit seinem Herrn einmal wieder mit der Fähre auf die andere Flussseite übersetzte, so war in der Lokalpresse zu lesen, hatte er den Gegenstand seiner Lieblingsbeschäftigung, einen dicken Ast zum Apportieren, mit aufs Schiff geschleppt. Sein Besitzer entsorgte das sperrige, hinderliche Apportiergerät und warf es vom Schiff aus in den Fluss. Sein Labrador sprang hinterher. Zurückholen! zuckte es durch seinen Kopf. Er tauchte nie wieder auf. Ein tragisches Missverständnis zwischen Mensch und Hund beendete das Leben des Hundes. Sein Herr quält sich bis heute mit Vorwürfen und Fragen. War es die Schiffsschraube, der Sog des Fahrwassers, die Strömung, ist der Hund wer weiß wohin abgetrieben worden? Hätte er doch das Holz an Land zurückgelassen, hätte er doch den Hund festgehalten, als er warf. hätte er doch .... Er muss die Gedanken radikal abblocken und findet aus seinem Dilemma des Sich-Schuldig-Fühlens nicht hinaus. Viele Monate später hat der Mann wieder einen Hund und besucht auch wieder die Altstadt. Kunststückchen lernt sein neuer Hund aber nicht, und er ist auch nicht Altstadt-Liebling, und an seinen Labrador darf der Mann bis heute nicht denken, wenn er nicht ins endlose Grübeln verfallen will.

Ein historisches Beispiel für lange quälende Selbstvorwürfe gab der Reichskanzler Fürst Bismarck. Ihn traf den Tod seiner Lieblingsdogge Sultan so schmerzlich, dass er sich in Gedanken wohl immer wieder mit dem Verlust beschäftigte und einundzwanzig Jahre nach diesem Vorfall seinen Sohn Herbert auf dem Sterbebett fragte: »Ist es schon lange her, dass Sultan tot ist?« Da er seinen Hund noch kurz vor dessen Tode wegen eines unerlaubten Ausflugs zu einem Liebesabenteuer bestraft hatte, machte er sich selbstquälerische Vorwürfe, obwohl die Obduktion ergab, dass Sultan schlicht und einfach an einem Herzschlag gestorben war.

Durch das Verlusterlebnis fühlt der Betroffene sich zunächst wie taub, spürt ein vages Gefühl, eine Aufregung, noch keine Traurigkeit. Oft will der trauernde Mensch erst einmal nur da sitzen, sich zurückziehen, nichts sehen, nichts hören. fühlt sich passiv, zu nichts in der Lage. Manche trauernden Menschen können nicht schlafen, nichts essen, fühlen sich aufgewühlt und gereizt, andere fallen in einen tiefen Erschöpfungsschlaf.

Erst nach einiger Zeit, Stunden oder Tagen, spürt der verlassene Mensch eine Hilflosigkeit, er ist dem Verlust ausgeliefert, ohne irgendetwas daran ändern zu können. Das Gefühl kann Angst machen. Es kann einen Strudel negativer Gedanken auslösen, Gedanken, die über den Verlust der Tieres selbst hinausgehen, sich wie Wellen ausbreiten, die ganze Welt grau in grau erscheinen lassen.

Doch wenn der traurige Mensch nicht krankhaft depressiv ist, wird die lebensbejahende Energie sich nach einer Zeit zurückmelden.

Die Trauerstimmung wird im Laufe der Zeit schwächer, kann aber gelegentlich noch einmal heftig auflodern, wenn entsprechende Auslöser auftreten.

Mit einem grauen vierbeinigen Wollknäuel, das bald hier bald da hüpft und munter bellt und seit einigen Wochen die Nachfolge ihrer Golden Retriever-Hündin Kirstie angetreten hat, begegnet sie dem mittlerweile zwölfjährigen Charly, den sie seit Jahren kennt, der so manchen Lauf mit ihrer Kirstie machte, und bei dieser Begegnung kann sie die Tränen nicht unterdrücken. Ihre Kirstie war doch an ein und demselben Tag geboren wie Charly, und sie lebt seit einigen Monaten nicht mehr.

In der ersten Zeit, nach dem Verlust eines Tiergefährten kann es wehtun, die tierischen Bekannten zu sehen. Man rechnet, heute vor ein Woche wurde er eingeschläfert, vor einem Monat – vielleicht hat der Mensch dann bereits wieder einen neuen tierischen Freund. Von dem geliebten Tier entfernen wir uns emotional meist schnell, ohne das Tier zu vergessen.

Irgendwann überwiegt die Sehnsucht, die uns aktiv nach einem neuen Gegenüber suchen lässt oder auch auf ganz neue Wege führt.

Das müssen wir uns eingestehen, auch wenn mancher es nicht wahrhaben will:

Die Trauer um ein Tier überwinden wir schneller als die Trauer um einen Menschen. Das Gefühl des Nie-Mehr können wir eher beenden, und die meisten Tierliebhaber sind auch bereit, ihre frei gewordene Zuwendung einem anderen Tier zu geben. Vielleicht ist die Überlegung von Konrad Lorenz in »So kam der Mensch auf den Hund« die Erklärung:

»Gewiss, das Sterben eines treuen Hundes, der einen anderthalb Jahrzehnte durch das Leben begleitet hat, bringt schweres Leid, fast so schwer wie der Tod eines geliebten Menschen. In einem sehr wesentlichen Punkte ist jenes doch leichter zu ertragen als dieses: der Platz, den der menschliche Freund in deinem Leben ausfüllt, bleibt leer für immer, der deines Hundes kann jedoch wieder ausgefüllt werden.«

Trauer-Bilanz

Es ist wahr. Zuerst weiß der Mensch, der ein geliebtes Tier verliert, nicht, was er denken soll. Auch wenn der Tod vorhersehbar ist, so ist das Ende doch ein überwältigendes, plötzliches, finales Erlebnis. Die Gefühle der Zuneigung, der Sorge, die der Mensch seinem Tier widmete, gehen ins Leere, haben kein Gegenüber mehr. Alltägliche Handlungen, ob das Füttern, das Ausführen, das Pflegen des Tieres sind nicht mehr erforderlich.

Er blickt zurück. Er erinnert sich an sein Tier, an die gemeinsame Zeit mit ihm. Er hatte sein Leben auf das Tier eingestellt, hat durch das Tier so viele Erlebnisse und Begegnungen gehabt, die er ohne es nicht gehabt hätte.

Diese Zeit ist ein unwiederbringlicher Lebensabschnitt für den Menschen – so viele gemeinsame Jahre sind vergangen.

Anfang und Ende: Es beginnt mit dem Tag der Ankunft und endet mit dem Tod. Zwei Meilensteine im Leben des Menschen, der sein Tier geliebt und verloren hat … Zeit die niemals mehr wiederkehrt. Das Gefühl der Vergänglichkeit kann Angst machen.

Wir haben uns in der Zeit mit dem Tier verändert. Welche Veränderungen kommen jetzt auf mich zu? Die Verlust-Situation empfinden wir als bedrohlich. Wir spüren, wie verletzlich wir sind.

Der trauernde Mensch vermisst das vertraute Tier, den über lange Zeit selbstverständlich gewordenen Tagesablauf, sträubt sich zunächst gegen das Neue. Er muss mit einem Zeitabschnitt, mit vertrauten Sicherheiten und Vorhersagbarkeiten abschließen und akzeptieren, dass es nie mehr so sein wird.

Die Menschen neigen dazu, die Zeit des Tieres mit ihrem Maßstab zu messen. Trauern wir eigener Zeit hinterher? Ist der Rückblick eine Abrechnung, eine Bilanz der Zeit des Menschen? Überwiegt im ersten Verlustschock das Negative, ehe hoffentlich nach einiger Zeit des Trauerns die positiven, erfreulichen Rückblicke wieder mehr ins Gedächtnis rücken? Spiegelt uns der Tod des Tieres unsere eigene Vergänglichkeit wider? Einen bitteren Rückblick, der auch Schuldgefühle anrührt, nimmt Jim Burns in seinem Gedicht
»Der Goldfisch spricht aus seinem Grab«:

»Zwölf Jahre lang von einer Seite
des Aquariums zur anderen schwimmen,
mit dem Mund gegen die Scheibe stoßen,
sich umdrehen, einmal die Flosse bewegen
und wieder anstoßen. Lieber Gott, wenn sie

nur wüssten, wie langweilig alles war.
Jeden Tag wurde das gleiche Futter rein geworfen
und einmal die Woche das Wasser gewechselt.
Sie konnten mich selbst im Dunkeln nicht
leben lassen, so hartnäckig bestanden sie
darauf, immer zu wissen, was ich machte.
Und als es ans Sterben ging und ich auf
dem Grund des Aquariums liegen wollte,
klopften sie an die Scheibe und pressten
ihre verschwommenen Gesichter dagegen.
Das Entsetzliche ist, dass es kein Entsetzen gibt,
doch ganz bestimmt gibt es Verzweiflung,
und was das bedeutet, wusste ich.
Aber jetzt ist es endlich vorbei,
und ich bin im Garten begraben worden.
Das ideale Ende für einen englischen Fisch,
nun sorge ich dafür, dass das Unkraut wächst,
damit sich die Familie Sonntagmorgens
über was anderes Sorgen machen kann.«

Der Fisch hat »vorgesorgt« und seinen Menschen andere »Sorgen« hinterlassen.

Denn neu orientieren müssen die Überlebenden sich nach dem Verlust ihres geliebten Lebewesens.

Die Trauer ist die Phase des Abschiednehmens, des Innehaltens, des Neubeginns, wenn uns nahe stehende Wesen gehen.

Bei der Trauer geht es nicht alleine darum, dass das geliebte Wesen von nun an nie mehr wieder da sein wird. Der überlebende Mensch zieht Bilanz, er beschäftigt sich mit seiner eigenen Situation, rückblickend und in die Zukunft blickend.

Zurückbleiben

Ob wir mit Tränen oder nüchterner um den toten Tiergefährten trauern, wir vermissen ihn, und das Trauergefühl ist Ausdruck des Sich-allein-gelassen-Fühlens, des Zurück-Bleibens.

Der südamerikanische Dichter Pablo Neruda versucht die Trauer um seinen Hund zu versachlichen, beschreibt die Beziehung ohne überflüssige Vertraulichkeit und kehrt seine Trauer in eine Idealisierung um, »die Freundschaft eines selbständigen Sterns«.

»Ich will nicht von der Traurigkeit reden, dass ich ihn hier auf der Erde nicht mehr als Gefährten habe.« Er will eine klare Beziehung bis zuletzt.

»Kein Adieu für meinen Hund, der gestorben ist.
Zwischen uns gibt es und gab's keine Lüge.
Er ist weg, und ich begrub ihn, und das war alles.«

Unser Tier fehlt uns. Der Dichter Michael Krüger geht soweit, sich durch den Tod seiner Katze als Opfer zu fühlen. Er findet seine tote Katze neben der Mülltonne, in der Haltung, in der sie vor ihm gelegen hatte, wenn er ihr vorlesen musste.

»Nun starb sie in der Haltung des Zuhörers.
Und ich fühle mich als das Opfer.«

Beweinen wir uns also selbst, wenn wir allein zurückbleiben?

Ist das ehrlich? Um das Tier, das tot ist, müssen wir da trauern?

Kann Trauern um Tiere ein positives Gefühl sein, das nicht nur um die eigene Person, der ohne das Tier etwas fehlt, kreist?

Schon immer spaltete die Tierliebe die Menschen, in solche, für die dieses Gefühl selbstverständlich war, und solche, die kein Verständnis dafür hatten, die solche Regungen als lächerlich, als völlig übertrieben empfanden.

Trauer um Tiere spaltet die Menschen in Verständige, in Mitfühlende und in Unwissende, in Unverständige.

Eine Grabschrift in griechischer Sprache aus der Toskana zeigt, dass das schon in der Antike so war:

»Wanderer, der du die Straße vorbeiziehst, schaust du das Denkmal, lache nicht, bitte, darob, dass es einem Hund gehört. Tränen flossen um mich und eigenhändig gesammelt hat meine Asche der Herr, hat auch die Verse gemacht.«

Trauer zulassen

Darf man um ein Tier tief und verzweifelt trauern?

Sie sollten sich nicht beeinflussen lassen und ihre Gefühle, die berechtigt und positiv sind, nicht verdrängen.

Manche Menschen sind unsicher und versuchen ihre Trauer zu unterdrücken. Sie fürchten und schämen sich, weil sie glauben, die Umwelt könnte sie belächeln.

Weint man um sein Haustier, stößt man bei einigen Menschen auf Befremden. Meist handelt es sich jedoch um Mitmenschen, die selber keine Tiere haben oder hatten, die weder innig zu lieben noch aufrichtig zu trauern wagen.

Tierliebe schön und gut, sagen sie, aber man sollte es nicht damit übertreiben.

Zum Glück stören sich die wahren Tierfreunde nicht daran. Es gibt keine Gründe, sich der Gefühle für ein Tier zu schämen. Wer die Freude und das Glück, das unsere Freunde aus dem Tierreich uns schenken, zu schätzen weiß, pflegt seelische Werte, die positiv nach außen ausstrahlen. Mitempfinden, Freundlichkeit, Sensibilität, Empfindungsfähigkeit, davon können wir wahrlich nicht genug haben.

Trauer ist eine selbstverständliche, eine gesunde Reaktion. Der Vater der Psychoanalyse, Sigmund Freud, schrieb im Jahre 1917 in seinem Aufsatz »Trauer und Melancholie«, »Trauer ist regelmäßig die Reaktion auf den Verlust einer geliebten Person oder einer an ihre Stelle gerückten Abstraktion wie Vaterland, Freiheit, ein Ideal usw.« und eben auch eines geliebten Tieres, so können wir logisch fortführen.

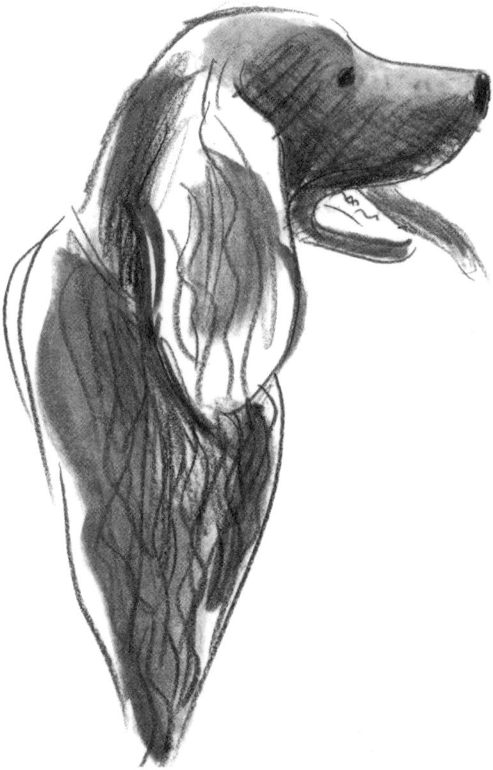

Kein Verlust ohne Trauer. Trauer ist natürlich, normal, ist keine Krankheit, eine gesunde Reaktion, derer man sich nicht schämen muss. Sie ist, so Angelika und Waldemar Pisarski in ihrer Broschüre »Das Sterben ins Leben holen«, »die Antwort der Seele auf einen erlittenen Verlust. Ohne diese Antwort würde die Seele beschädigt, verletzt, verwundet bleiben. Nur durch die Trauer kann sie wieder heil werden. Würde ihr die Trauer verweigert, oder würde sie sich selbst die Trauer verweigern, dann würde sie krank werden.«

Das Lächerlich-Machen von Gefühlen, der Vorwurf von Sentimentalität haben keine Basis. Gefühle sind gesellschaftsfähig und bitter nötig. Albert Schweitzer fürchtete solche Vorwürfe nicht, stand zu seinen Gefühlen. »Ich aber gelobte mir, mich niemals abstumpfen zu lassen und den Vorwurf der Sentimentalität niemals zu fürchten.«

Wilhelmine sah denn auch in der Trauer ihres Bruders Friedrich des Großen um seinen Hund keine Schwäche, sondern vielmehr eine Tugend.

Friedrich der Große, einer der prominenten Hundeliebhaber in der deutschen Geschichte, umgab sich als erwachsener Mann stets mit Windspielen. Als Friedrichs Lieblingshündin Biche Ende Dezember 1753 starb, schrieb er an seine Schwester Wilhelmine: »Ich habe einen häuslichen Kummer, der meine Philosophie ganz über den Haufen geworfen hat. Ich gestehe Dir meine ganze Schwäche. Ich habe Biche verloren: ihr Tod hat mir wieder die Erinnerung an den Verlust aller meiner Freunde wachgerufen, besonders dessen, der sie mir geschenkt hatte. Ich war beschämt, dass der Tod eines Hundes mir so nahe geht, aber das häusliche Leben, das ich führe, und die Treue des armen Tieres hatten es mir so ans Herz wachsen lassen. Sein Leiden hat mich so erregt, dass ich, offen gestanden, niedergeschlagen und traurig bin. Soll man hart sein? Soll man fühllos sein? Ich glaube, ein Mensch, der gegen ein treues Tier gleichgültig sein kann, wird seinesgleichen nicht dankbarer sein, und wenn man vor die Wahl gestellt wird, ist es besser, zu empfindsam als zu hart zu sein.«

Wolfgang Wippermann und Detlef Berentzen, deren Buch »Die Deutschen und ihre Hunde« das obige Zitat entnommen ist, berichten weiter, dass der Trost seiner Schwester Wilhelmine, die zu der Zeit das Bologneser-Hündchen Folichon hatte, nicht nur über das innige Verhältnis der beiden Geschwister, sondern auch über die moderne Hundeliebe sehr viel aussagt:

»Warum nennst Du den Kummer um Biches Tod eine Schwäche? Offen gestanden deckt der vulgäre Titel Schwäche viele Empfindungen, die die Vernunft als Tugend bezeichnet. Ist es verwunderlich, dass Du ein Tier liebtest (das vielleicht nur die Gestalt eines solchen hatte), das treu, dankbar und stets bereit war, Dich zu unterhalten und Dir alles von den Augen abzulesen? Solche Eigenschaften sind bei Menschen anbetungswürdig, aber so selten, dass man unter tausend kaum einen findet, der sie besitzt und ein wahrer Freund ist. Folichons Tod würde mir sehr großen Kummer bereiten. Er ist in meiner Einsamkeit ein treuer Gefährte, wie Biche der Deine. An ihr hattest Du eine Freundin, die Dir nie die geringste Sorge bereitete, wohl aber bemüht war, Dich durch ihre Liebkosungen und Possen ein Weilchen zu unterhalten. Ist es da zu verwundern, dass Du sie betrauerst? Nein, liebster Bruder! Ein zärtliches, mitleidiges, anhängliches Herz ist nie eine Schwäche. Solch ein Herz hast Du; wie sehr muss es die, welche es kennen, an Dich fesseln! Es muss Dich anbetungswürdig machen und Dir so viele Freunde verschaffen, als Du Untertanen hast.«

Echte Tierliebe und Menschenliebe lassen sich nicht gegeneinander ausspielen.

Robert Jungk, Publizist und Zukunftsforscher: »Ethik gegenüber dem Menschen und Rohheit gegenüber den Tieren sind zwei Verhaltensweisen, die sich nicht vereinbaren lassen, denn Grausamkeit gegen Tiere geht nahtlos in Grausamkeit gegen Menschen über.«

Tod und Leben

Der Tod ist das unentrinnbare Ende jedes Lebens und trotzdem würden wir ihn gerne aus unserem Bewusstsein ausklammern.

Das Märchen der Gebrüder Grimm »Von Einem, der auszog, das Fürchten zu lernen« soll die Menschen lehren, dass zum Menschsein die Fähigkeit gehört, das Grauen vor dem Tode zu erleben.

Der Junge, der keine Furcht kennt, begibt sich in immer gefährlichere und gruseligere Situationen. Er denkt sich aber nichts dabei und hat deshalb keine Angst. Er denkt nicht darüber nach, was passieren könnte. Erst als er am Ende der Geschichte im Schlaf mit einem Eimer voll kalter Fische übergossen wird, bekommt er es mit der Angst zu tun.

Das quirlige Zappeln der Fische lässt ihn vor dieser spürbaren Lebendigkeit erschrecken. Das Leben rüttelt ihn auf, denn vorher war er so stumpf, dass er keine Furcht, keine Todesangst empfinden konnte, nicht ahnte, dass er sterben konnte, weil er nicht fühlte, dass er lebte.

Leben und Sterben liegen bei den meisten Tieren zeitlich enger zusammen als beim Menschen. Sie können uns nicht ein Leben lang begleiten, wie Menschen es können, wenn wir diese Gnade erleben dürfen.

Aber wir können das Tier bis zuletzt begleiten, die eigene Trauer zulassen, Abschied nehmen und neu beginnen, das ist der Lauf des Lebens, und das Gefühl der Trauer hat darin eine absolute Berechtigung.

Wohltuend selbstverständlich klingen diese Gefühle des Abschiednehmens in einem Brief von Adalbert Stifter aus dem Jahre 1862 an (zitiert in »Von Hunden und Menschen«, H. Brackert, C. van Kleffens). In den Tagen nach dem Tod seines Hundes fühlte er sich wie gelähmt: »Ich habe aus Kummer mehrere Tage nichts gearbeitet, und es dürften noch drei bis vier Tage in Betrübnis vorübergehen. Man kann das an mir sehr tadeln; aber ich sage: Wenn es Gott der Mühe wert achtet, ein Tier mit so kunstreichen feinen Werkzeugen auszurüsten, wenn er ihm eine ganze Kette von Lebensfreuden und Glückseligkeiten mitgab, so dürften wir es der Mühe wert achten, diesem Dinge einige Aufmerksamkeit zu schenken! Und das gestorbene Tier hatte nur einen einzigen Lebensinhalt, in dem alles andere aufging: Liebe zu mir! Es hat mich während neun Jahren nie gekränkt, nie beleidigt, und in seiner Krankheit hätte es manchem Christenmenschen zum Beispiele dienen können. Nicht einen einzigen Seufzer stieß es über sein Leiden aus. Es war ihm genug, wenn ich im Zimmer war und freundlich zu ihm sprach, und es litt geduldig. Ich habe ihm diesen einzigen Trost, den es hatte, nicht entzogen und blieb stets bei ihm …«

Wir sollten uns immer wieder ganz bewusst dem Leben zuwenden und nicht vergessen, dass Tod zum Lebendigsein gehört. Trauer, Verlust, Sterben, dies alles kann eine Chance sein, dem eigenen Ende ein wenig von der großen Urangst zu nehmen, die in uns allen ist, die unser aller Leben beschattet.

Wenn ein liebes Tier stirbt, müssen wir trauern, sind wir traurig.

Wir stehen da, mit unseren Gefühlen, sind allein.

Denn, wie tief der Schmerz geht, das erfährt ein Mensch nur für sich, das lässt sich von anderen Menschen immer nur unzulänglich erfassen und mitteilen.

Wenn nach einer Zeit die Wunde milder wird, wir auf das schlimme Erlebnis zu blicken wagen, uns mit anderen Menschen austauschen können, ihre Aussagen über ihren Schmerz wahrnehmen, spüren wir, dass wir weitergehen wollen.

Wir finden heraus aus dem Grübeln, Zurückschauen-Müssen.

Das Ziel, das mit dem Trauern erreicht werden soll, ist das Loslassen.

Von dem Märchen »Von Einem, der auszog, das Fürchten zu lernen«, gibt es noch andere Versionen, und eine isländische Variante endet damit, dass dem Jungen der Kopf abgeschlagen und verkehrt herum, mit dem Gesicht nach hinten, angenäht wurde. Er konnte also nur noch zurückblicken. Als er seine Rückseite sah, gruselte es ihn so sehr, dass er schreiend davonlief. Der Mensch darf sich nicht durch das Rückwärtsblicken festhalten. Er muss gewissermaßen erschrecken, um davonlaufen zu können. Das meint, der Trauernde erkennt, ich will nicht weiter das Geschehene bejammern und klagen, irgendwann heißt es, weiter leben.

Das Trauern ist die Phase des Innehaltens, um dann wieder lebendig zu werden, Vitalität und Freude wieder zu finden.

In ihrer Broschüre »Das Sterben ins Leben holen« zitieren Angelika und Waldemar Pisarski ein altes Psalmwort: »Gott, lehre uns bedenken, dass wir sterben müssen ...« Warum sollen wir das lernen? Damit wir Angst bekommen, so richtig Angst bekommen? Nein, das ist nicht der Sinn des Bedenkens! Um Weisheit geht es, um Klugheit. »Gott, lehre uns bedenken, dass wir sterben müssen, damit wir klug werden.«

Sterben gehört zum Leben. Wer das akzeptiert und verinnerlicht, wird intensiver leben, die Schönheiten des Lebens wacher wahrnehmen, weniger Energie für Unnützes verschwenden und seinen Tieren die Möglichkeit geben, ihr vergleichsweise kurzes Leben mit allen Fasern zu genießen – wie es in ihrer Natur liegt.

Tiere und manche Menschen helfen wunderbar, dem Leben verbunden zu bleiben und es immer wieder neu aufzunehmen – auch wenn es manchmal so scheint, dass wir irgendwann mehr oder zumindest genau so viele tote wie lebende liebe Wesen kennen.

Der Mensch fürchtet sich vor dem Sterben. Er verdrängt den Tod. Benimmt sich, als wäre er unsterblich. Auch wenn wir es nicht wahrhaben wollen, unser Lebenswille ist gigantisch, versetzt Berge, lässt uns Schmerzen erdulden und Katastrophen ertragen. Weil die Natur es so will? Ganz anders das Tier. Auch sein Lebenswille ist unbändig. Katzen, so sagt man, haben sieben Leben. Aber wenn das Ende da ist, dann ergeben sie sich klaglos, würdevoll und still.

Umlernen können

Im Kern geht es für die Zurückbleibenden beim Verlust eines geliebten Lebewesens immer um ein Umlernen, wie der Historiker Philippe Ariès in der »Geschichte des Todes« ausführt: Die psychologische These lautet, »dass der Tod eines geliebten Menschen eine tiefe Wunde hinterlässt, die sich jedoch auf natürliche Weise allmählich wieder schließt, wenn der Heilungsprozess nicht gestört wird. Der Trauernde muss sich an die Abwesenheit des Anderen gewöhnen.«

Eric Lindemann, einer der großen amerikanischen Trauerforscher, nennt die Trauersituation nicht zufällig eine »psychologische Amputation«. Das Verlieren, das Alleingelassenwerden, das Zurückbleiben, das Übrigbleiben werden umso intensiver erlebt, je näher wir den Verlust erleben. Ein Mensch kann darum stärker unter dem Tod seiner Katze leiden als unter dem Tod seiner Patentante, die nur selten zu Besuch kam und die er nie sonderlich sympathisch fand, oder seines Bruders, mit dem er nur noch selten Kontakt hatte.

Mit dem Lebewesen, mit dem er gerne zusammenlebt, verbinden ihn dagegen viele Gefühle. Diese Gefühle laufen ins Leere, wenn sein menschlicher oder tierischer Gefährte nicht mehr da ist. Er muss die auf den Anderen bezogenen Gefühle in sein Ich zurücknehmen.

Die zurückgenommenen Gefühle äußern sich in Erinnerungen, Erinnerungen, die in der ersten Zeit der Trauer vor allem traurig stimmen, erschrecken, aber nach einer Zeit, wenn der Menschen seine Trauer zugelassen und verarbeitet hat, erfreuen und dankbar stimmen.

Fast fünfzehn Jahre lang hatte Jesko seine Besitzerin begleitet, ob bei der Arbeit, in der Freizeit, er war immer bei ihr. Sie erinnert sich, als sie seinen toten Körper verbrennen ließ: »Für immer und ewig, dachte ich. Was bleibt zurück, wenn ein geliebtes Lebewesen gegangen ist, nur Asche? Sicher nicht! Aber selbst wenn Dir der Verstand sagt: Es bleiben Dir doch die Erinnerungen, brauchte ich einige Zeit, um zu verstehen und zu erfahren, dass es auch die Liebe ist, die für immer bleibt. Meine Liebe für ihn und seine Liebe, die er mir entgegenbrachte.«

Wer den Tod als Bestandteil des Lebens sieht, wird eher mit dem Verlust eines geliebten Lebewesens fertig und ist auch fähig, wieder neue Beziehungen zu anderen Lebewesen herzustellen. Diese Fähigkeit ist wesentlich für das Glück des Menschen.

Der nachfolgende Vergleich sei verziehen, wenn ihn jemand für unpassend hält, aber er verdeutlicht das Gesagte für Mensch-zu-Mensch-Beziehungen.

Roman Herzog, Altbundespräsident, heiratete kurz nach dem Tod seiner Frau die Freifrau Alexandra von Berlichingen, deren Ehemann ebenfalls gestorben war. Das heißt nicht, dass die beiden ihre Verstorbene schnell vergessen hätten, aber es gelingt ihnen, ihren Schmerz eher zu lindern. Der Tod des geliebten Wesens wird schmerzlich empfunden, wird aber durch das soziale Gefüge abgefangen.

Noch einmal Ariès: »Wenn man auch unglücklich war, so verlor man doch in vergangenen Jahrhunderten im allgemeinen nicht gänzlich den Kopf. Einerseits beschränkte sich das in jedem Individuum verfügbare Leidens- und Mitleidensreservoir nicht nur auf eine sehr kleine Personengruppe (das Paar und die Kinder), sondern verteilte sich auf den größeren Kreis der Angehörigen und Freunde. Der Tod eines Einzelnen, selbst eines sehr Nahestehenden, zerstörte nicht gleich das ganze Gefühlsleben; es gab immer auch noch Ersatzpartner. Schließlich war der Tod damals nie eine brutale Überraschung, zu der er erst im 19. Jahrhundert wurde, vor den spektakulären Fortschritten der Lebensverlängerungsmedizin. Er war Bestandteil der Unsicherheiten des Alltags. Von Kindheit an erwartete man ihn mehr oder weniger ständig.«

»Der Tod nahm, was das Leben gegeben hatte: so ist das Leben!«

Diese Art der Trauer vor dem 19. Jahrhundert, wie Ariès sie aus der Menschengeschichte des Todes beschreibt, trifft auch auf das Verhältnis zu unseren Tieren aufgrund deren kürzeren Lebensspanne zu.

Durch das enge Zusammenwachsen mit dem geliebten Tier bricht zunächst einmal eine Welt zusammen, wenn das Tier stirbt.

Die Erkenntnis, das Wissen, dass jedes Lebewesen, wie sehr wir es auch lieben, ebenso vergänglich ist wie wir selbst, hilft den Überlebenden, nach dem Tod von geliebten Menschen und Tieren eine neue Perspektive für sich zu gewinnen.

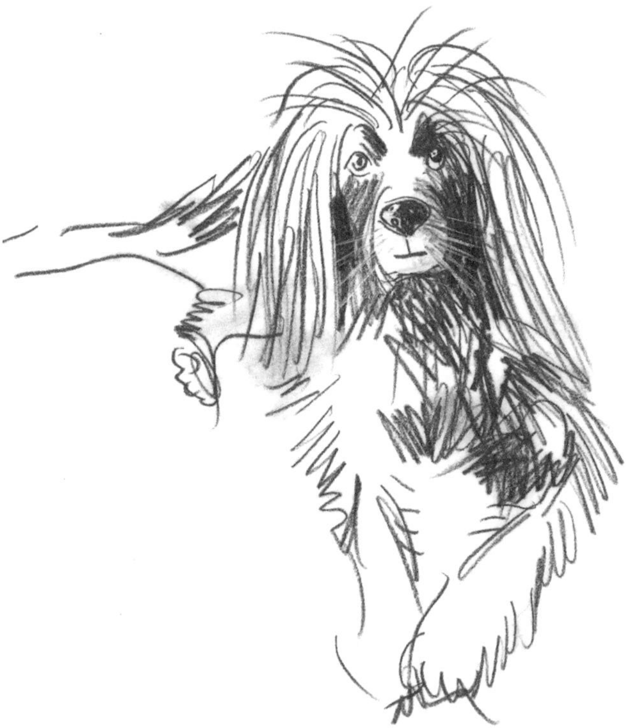

6.

Trauerrituale

Der ewige Platz im Herzen
Trauerrituale helfen
Friedhöfe und Denkmäler
Viele Weisen des Abschiednehmens

Im Herzen behalten und begraben

Nach dem Tod seines Hundes Honey, las Bruce Fogle, britischer Tierarzt und Autor, ein Editorial aus einer Zeitung aus Ontario, das Ende des 19.Jahrunderts als Antwort auf die Frage eines Abonnenten geschrieben worden war:
‚Wo soll ich meinen Hund begraben?'

»Ich erinnerte mich, dass mich, als ich den Text zum ersten Mal las, die blumig Viktorianische Prosa und die schwülstige Sentimentalität amüsierten; doch nun im weichen Licht, das von der Straßenlaterne durch das Fenster hereinfiel, las ich den Text noch einmal.

‚Wir können dem Leser aus Ontario sagen, dass es mehrere Orte gibt, an denen ein Hund begraben werden kann. Wir denken an einen Setter, dessen Haarkleid im Sonnenlicht glühte und der, so viel uns bekannt ist, nie einen niederträchtigen oder unwürdigen Gedanken nährte. Dieser Setter liegt unter einem Kirschbaum begraben, unter einer vier Fuß dicken Decke von Gartenerde. Wenn der Kirschbaum in voller Blüte steht, streut er seine Blütenblätter auf die grüne Wiese seines Grabes. Unter einem Kirschbaum oder einem Apfelbaum oder irgendeinem blühenden Strauch ist ein wundervoller Platz, um einen Hund zu begraben. Unter solchen Bäumen, solchen Sträuchern döste er im Sommer vor sich hin oder nagte an einem schmackhaften Knochen oder hob seinen Kopf, um einen Eindringling herauszufordern. Solche Plätze sind im Leben und im Tod wunderbar. Trotzdem ist diese Frage eher unbedeutend. Denn wenn der Hund in guter Erinnerung bleibt, wenn er irgendwann so lebendig wie im wirklichen Leben durch unsere Träume hüpft, mit blanken, wachen Augen, spielend, lachend, ist es unwichtig, wo dieser Hund schläft. Auf einem Hügel, wo der Wind ungehindert heult und durch die Bäume rauscht oder an einem Fluss, den der Hund in seiner Jugendzeit kennen lernte oder auf dem flachen Weideland, wo das grasende Vieh seine Neugier weckte, das ist für den Hund und auch für Sie unbedeutend – und nichts ist gewonnen, nichts ist verloren – so lange die Erinnerung lebt.

Es gibt jedoch einen Platz, den Hund zu begraben, den einzigen vielleicht, den besten bestimmt. Wenn wir ihn hier begraben, wird er zu uns kommen, wann immer wir ihn rufen – wird über die finsteren, dunklen Grenzen des Todes den wohlbekannten Weg hinunterlaufen und an unsere Seite kommen. Und wenn wir auch ein Dutzend lebender Hunde zu uns rufen, werden sie ihn nicht anknurren und sich nicht über seine Anwesenheit ärgern, denn er gehört hierher. Vielleicht machen die Menschen sich über uns lustig, wenn wir sehen, dass sich kein Grashalm unter seinen Ballen krümmt, wenn wir kein Winseln hören. Das sind die Menschen, die niemals wirklich einen Hund gehabt haben. Begegnen wir ihnen mit einem Lächeln, denn wir wissen etwas, das ihnen verborgen bleibt und das es wert ist zu wissen. Der beste Platz, einen guten Hund zu begraben, der ist im Herzen seines Herrn.'«

Leben unsere Lieben, ob Menschen oder Tiere, im unseren Herzen weiter, dann sind sie überall dort, wo unsere Gedanken sind. Und das ist eine schöne Vorstellung.

»Er, den ihr liebt, ist nicht mehr da, wo er war,
aber überall, wo ihr seid und seiner gedenkt.« Augustinus

Trauerrituale

Nun lag Joucka, oder vielmehr Jouckas verunglückter Körper, im Auto, im Kofferraum und ihre Menschen diskutierten, ob sie sie begraben oder ihren Körper beim Tierarzt beseitigen lassen sollten. Der Entschluss war letztlich dieser:

»Wir haben Joucka im Garten begraben. Gott sei Dank!
Hans hat es getan. Auf dem Platz, wo immer der Strandkorb steht.
Noch ist das Grab nicht zu. Morgen legen wir die Rasensoden darüber.«

Die Frage, wohin mit dem toten Tierkörper, stellt sich aus praktischen, hygienischen Gesichtspunkten – jedoch nicht nur. Das Begraben, das Rasensäen ist ein letzter Dienst, gibt eine letzte symbolische Möglichkeit, dem Hund Obhut und Aufsicht zukommen zu lassen, dem Chaos, der Zerstörung, die Jouckas Unfalltod angerichtet hatten, mit einem abschließenden, versöhnenden Frieden zu begegnen.

Rituale helfen den Menschen, sich von ihren Tieren zu verabschieden, wenn diese sterben.

Bruce Fogle erzählt in seinem Buch »Games Pets Play«, wie er und seine Familie sich von dem Hund Honey verabschiedeten:
»Wir begruben Honey am nächsten Morgen unter einem großen Bergahorn. Wir zerbrachen ihren Korb und begruben ihn mit ihr. Wir taten damit etwas, das uns irgendwie Zufriedenheit gab. Niemand von uns konnte zu diesem Zeitpunkt den Gedanken ertragen, den Korb wegzuwerfen. Es war ihr Korb von Welpenzeit an gewesen, er gab ihr Sicherheit, wenn eine dunkle Wolke in ihr Leben kam. Ihren Korb zu begraben war eine symbolische Handlung, die uns half, mit dem Verlust einer so guten Freundin fertig zu werden.«

Rituale, symbolische Handlungen haben ihren Sinn und Zweck. Wenn ein jahrelanger Gefährte nicht mehr lebt, müssen die Zurückbleibenden ein Leben ohne ihn gestalten. Rituale helfen, etwas zu tun, einen Leitfaden zu haben, die Zeit unmittelbar nach dem Tod des Gefährten zu gestalten, wenn wir nicht wissen, wo uns der Kopf steht. Rituale helfen, innezuhalten, etwas zu tun, was noch mit dem Toten zusammenhängt, aber eben anders als das Handeln und Verhalten ist, als er noch lebte. Rituale können somit als Abschluss- und Übergangshandlungen angesehen werden. Sie stehen am Ende des Lebens eines Gefährten und können die Überlebenden zugleich zu einem neuen Leben überleiten.

Dem Hund, den sie von ihrem Vater übernommen hatte, gestaltete Verena Auffermann, wie sie in der Geschichte »Nelke und Caruso«, die sie zusammen mit Iso Camartin verfasst hat, erzählt, einen würdevollen, an Ritualen reichen Abschied. »Meine Freundin Hedi brachte Taps die Henkersmahlzeit vom Bäcker Weiß. Es war ein sehr guter Kirschnusskuchen. Taps aß ihn mit großem Genuss.« Als Taps dann tot war, beerdigte sie ihn symbolträchtig im Mantel ihres Vaters. »Taps ist bei den Engeln und den Strolchen, eingewickelt in ein Daunenkissen und in den alten beige Dufflecoat meines Vaters, seines ersten Herrn.«

Fast jeden Nachmittag hatten die beiden Mädchen sich mit ihren Hundefreundinnen, der Airedale-Hündin Annette und dem Dackelmädchen Purzel, zum Spaziergang getroffen. Nachdem der Dackel Purzel auf einem Feldweg überfahren worden war, gingen die beiden Freundinnen tagelang zu der Blut-lache, die immer kleiner und trockener und weniger wurde ... bis der Schmerz über das Schicksal des Dackels erträglich wurde und schließlich schwand.

Der Spaziergang in Erinnerung kann ein Trauerritual sein. Man geht noch einmal die Wege, die man mit dem geliebten Hund gegangen ist.

Am Tag nach dem Tod seiner geliebten Dogge Sultan stieg Fürst Bismarck auf sein Pferd und »suchte die Wege auf, wo sein lieber, alter Hund ihn zuletzt begleitet.« (Hunde und Menschen, H. Brackert, C. van Kleffens)

Als die Urne mit Cathys Asche per Post ankam, fürchtete sie sich sehr. Würde der ganze Schmerz neu auflodern?

Sie packte die Urne aus, die mit einem Schmunzeln sehr an die erinnerte, die einst die Überreste ihrer Großmutter beinhaltete. Sie war auch aus Kupfer, hatte die gleiche Form. Sie hielt sie in den Händen und in der Urne klöterte etwas. Sie wusste, das waren die Nieten von Cathys Halsband und plötzlich war alles irgendwie leichter, verständlicher. Sie begriff etwas, zwar ganz schemenhaft, vom wunderbaren Lauf des Lebens und dass alles seinen Sinn hat.

Ein literarisch schönes Beispiel, sich von dem verbleibenden Staub eines Lebewesens zu trennen, auch wenn es hier um die Asche eines Menschen geht, schildert der britische Schriftsteller Graham Swift in seinem Roman »Letzte Runde«. Er erzählt, wie die vier Freunde des Verstorbenen dessen letzten Wunsch erfüllen und seine Asche an der südenglischen Küste ins Meer streuen: » ... und sie alle stellen sich auf der Leeseite an die Brüstung und strecken ihre fest geschlossene Hand aus, als hielte jeder einen kleinen Vogel drin, den er freilassen will, und wir müssen es alle zusammen tun, deshalb warten sie auf mich. ... Die Asche ist weich und gleichzeitig körnig und fast weiß, wie weißer, weicher Sand von einem Strand. Dann zieh ich die Hand ganz schnell raus und werfe. Sie müssen alle zur gleichen Zeit geworfen haben, aber ich sehe nicht zu ihnen hin, ich sehe dem nach, was ich geworfen habe. Ich sage: 'Leb wohl, Jack.' Ich sage es zum Wind. Und sie sagen: 'Leb wohl, Jack'."

Der schriftstellerisch begabte Mensch, der Dichter findet Trost, verarbeitet seine Trauer, indem er eine Geschichte, eine Inschrift, einen Nachruf verfasst. Ein berühmter Nachruf ist die Inschrift, die Lord Byron für das Grabmal seines Neufundländers Boatswain im Park von Newstead Abbey verfasste.

»Sinkt manches stolze Menschenkind ins Grab,
Dem nicht sein Wert, Geburt nur Geltung gab,
Erschöpft des Bildners Kunst den Prunk der Trauer,
Die Urne nennt den Toten dem Beschauer:
Doch ist nach Allem nur darauf zu lesen,
Was sein er sollte, nicht, was er gewesen.
Der arme Hund, des Menschen treuster Freund,
Zum Gruß bereit, zu Schutz und Trutz vereint,

Des biedres Herz nur schlägt für seinen Herrn,
Für den er kämpft und lebt und atmet gern,
Fällt ungeehrt, vom Menschen nicht beklagt,
Der Himmel wird der Seele selbst versagt,
Indes der Mensch, der Wurm, hofft auf Vergeben
Und meint, der Himmel sei für ihn nur eben.
O Mensch, du armer Pächter nur der Stunde,
Mit Schlechtem stets, ob Knecht ob Herr, im Bunde,
Wer recht dich kennt, der sagt sich von dir los,
Belebter Staub, missratner Erdenkloß!
Dir ist die Liebe Wollust, Freundschaft Trug,
Dein Lächeln Heuchelei, dein Reden Lug.
Schlecht von Natur, mit Namen stolz verbrämt,
Wirst vom verwandten Tier du leicht beschämt.
Doch wer die schlichte Urne schaut, der gehe,
Denn Keinen deckt sie, dem er rief ein Wehe!
Der Stein birgt eines Freundes Reste mir,
Nur Einen kannt' ich – und der ruhet hier.«

Dem Gedicht ist folgende Prosainschrift vorangestellt:
»In der Nähe dieser Stätte ruhen die Überreste eines, der Schönheit besaß ohne Eitelkeit, Stärke ohne Frechheit, Mut ohne Grausamkeit und alle Tugenden des Menschen ohne dessen Laster. Dieses Lob, das sinnlose Schmeichelei wäre, wenn es über menschlicher Asche eingegraben wäre, ist nur ein gerechter Tribut an Boatswain, einen Hund, der geboren wurde in Neufundland im Mai 1803 und starb zu Newstead Abbey am 18. November 1808.«
(zitiert aus »Welches Tier gehört zu Dir?«, Peter Hamm)

Es kann dem Überlebenden helfen, wenn er weiß, was er beim Tod, dem Verlust eines ihm nahe stehenden Lebewesens zu tun hat. Das Ritual gibt ihm Handlungssicherheit.

Trauerkult

»In den Häusern, in denen eine Katze stirbt, scheren sich alle Bewohner die Augenbrauen, stirbt ein Hund, scheren sie den ganzen Körper und den Kopf kahl«, berichtete Herodot (484 – 425 v.Chr.) über die Bräuche, die die alten Ägypter beim Tod eines Haustieres pflegten. Die Hunde wurden mit Augen aus Glas oder Obsidian einbalsamiert und in Krügen oder hundeförmigen Särgen beigesetzt.

Seit den Zeiten der 6. Dynastie (ca. 3900 v. Chr.) in Ägypten finden sich Gemälde von Hunden in Königsgräbern. Pharaoh Antefah II. (ca. 2000 v. Chr.) ist mit seinen vier Hunden auf einer Tafel abgebildet. In einer Begräbnisstätte nahe der Cheops-Pyramide ist ein königlicher Hund, etwa 3000 v. Chr. in einem Sarg, in Leinen gehüllt und mit Weihrauch versehen, begraben, »damit er vor Anubis Ehre finde«.

Hundegräber gab es schon vor Tausenden von Jahren im alten Ägypten, vor allem in der Stadt Kynopolis. Dort wurden Hunde als Vertreter des Gottes Anubis, des Gottes in Hundegestalt, der die Toten in die Unterwelt geleitete, heilig gehalten, öffentlich vorzüglich gefüttert und nach ihrem Tode einbalsamiert und auf Friedhöfen begraben.

Im alten Rom wurde der treue Hund auch nach seinem Tod nicht vergessen, eine ehrenvolle Bestattung und ein Grabmal waren keine Seltenheit. Auf manchem Grabrelief ist sein Name mit den Namen der menschlichen Familienmitgliedern verewigt.

»Die Rennpferde Kimons, mit denen er dreimal in Olympia siegte, haben sogar Gräber dicht bei seiner Gruft. Hunde, die ihnen durch langes Zusammenleben lieb geworden waren, haben viele bestattet: so auch der alte Xanthippos den Hund, der neben seiner Triere (ein Boot) nach Salamis mit schwamm, als das Volk die Stadt verließ, bei der Landspitze, die noch jetzt ‚Hundsmal' heißt«, schrieb Cato (3. bis 2. Jhdt. v. Chr.).

(Zitiert nach »Von Hunden und Menschen« von H. Brackert, C. van Kleffens).

Tiergräber – Zuflucht für die Trauernden

Die Menschen drückten zu allen Zeiten ihre Trauer über den Tod ihrer Tiere aus, und zuweilen in einem sehr pompösen Stil.

Markgräfin Wilhelmine von Brandenburg-Bayreuth, Lieblingsschwester vom Friedrich dem Großen, ließ ihrem Bologneser-Hündchen Folichon ein pompöses Grabmal errichten, das die Ausmaße eines kleinen Mausoleums hat.

Ihr Bruder Friedrich setzte seinen Lieblingshunden im Garten von Sanssouci zwar eher kleine Grabsteine, legte allerdings testamentarisch fest, weder bei seinen Vorfahren noch auf einem christlichen Friedhof beerdigt zu werden, sondern neben seinen Hunden. Sein Wunsch wurde nicht erfüllt. Erst zweihundert Jahre später wurden seine Gebeine bei seinen Hunden im Park von Sanssouci beigesetzt.

Tiere, die dem Menschen zum Freund, zum Gefährten werden, sind in die menschlichen Gewohnheiten einbezogen und einige Menschen wollen auch nach dem Tod ihres Tieres eine sichtbare Verbindung, einen festen Ort zum Trauern und Gedenken. Darum sind und waren für etliche Menschen Tierfriedhöfe, Gräber mit Grabsteinen und Denkmälern auch die letzte Station für ihre Tiere.

Der 1889 gegründete Hundefriedhof von Paris, südlich von Paris in Asnières gelegen, ist ein berühmter Tierfriedhof. In der Zeit seines Bestehens wurden hier über 100.000 Tiere beerdigt. Neben Hunden liegen dort Katzen, einige Pferde, Affen und eine Schildkröte, ein Huhn und eine Zirkus-Löwin begraben.

Einem der berühmtesten Hunde, dem Lawinenrettungshund Barry, ist auf diesem Tierfriedhof ein Denkmal gesetzt worden, auch wenn er nicht hier begraben ist. Die Geschichte von Barry spiegelt die bewegte, oft tragische Mensch-Hund-Beziehung wider. Vierzig Menschen rettete Barry das Leben, bis ihn das einundvierzigste Lawinenopfer mit einem Wolf verwechselt und ihn durch einen Schuss lebensgefährlich verletzte. Daraufhin wurde Barry im Jahr 1812 auf Wunsch des Priors nach Bern gebracht und starb dort 1814 im Alter von vierzehn Jahren. Nach seinem Tode wurde sein Körper präpariert, sein ausgestopftes Fell steht heute in einer Vitrine am Eingang des Naturhistorischen Museums der Bürgergemeinde Bern.

Die Aufschriften auf den Grabmälern von Asnières sind Dokumente einer innigen Zuneigung, die einst die Besitzer und deren Lieblinge verband:
»Starky, mutiger und treuer Freund«, »Fripou wir werden dich nie vergessen«, »15 Jahre voller Liebe und Zuneigung, schlaf mein kleiner Youki«.

Ob Treue, Anhänglichkeit, Kitsch, Sentimentalität, Dekadenz – in jedem Fall stecken menschliche Bedürfnisse dahinter, seinem Tier ein Denkmal, einen Grabstein zu errichten. Das Haustier erlaubt eine unkomplizierte, problemlose, innige Beziehung, ist damit von hohem psychischem Wert. Sein Tod hinterlässt eine oft schwer zu schließende Lücke.
Eine ältere Dame, die die Blumen auf dem Grab ihrer Schäferhündin Nouchky gießt, betont: »Ich wollte sie würdig begraben. Sie war immer treu. Solange ich laufen kann, werde ich sie hier besuchen kommen.«

»Bevor der Sarg geschlossen wird, legen viele Besitzer noch das Lieblings-Spielzeug oder das Kissen aus dem Hundekorb hinein«, hat der Pariser Tierfriedhof-Verwalter beobachtet. »Dann wird der Sarg meist von den Besitzern selbst zum Grab getragen.«
In den letzten Jahren ist die Zahl der Tierbestattungen in Asnières aber deutlich rückläufig. Das ist teils eine Kostenfrage, teils Zeichen einer sich wandelnden, pragmatischer werdenden Einstellung.

In Deutschland gibt es etwa einhundert Tierfriedhöfe und zwei Tierkrematorien.

Ein gutes Beispiel dafür, wie sich das Bedürfnis der Menschen nach einem Trauerort und das Recht der lebenden Tiere auf ein artgerechtes Leben vereinbaren lassen, geben die Tierfriedhöfe in Frankfurt a.M. und Nürnberg. Dort kommen die Einnahmen aus den Tierfriedhöfen den Tierschutzvereinen zugute.

Claudia Ludwig, engagierte Tierschützerin und Moderatorin der erfolgreichen Fernsehsendung »Tiere suchen ein Zuhause«, macht ihre Position klar: »Es ist nämlich schlichtweg wichtiger, sich um die lebenden Tiere zu kümmern als um die toten.« Einem Vorsitzenden eines Tierschutzvereins in Südeuropa antwortete sie, als dieser ihr die Pläne für einen Tierfriedhof vorlegte, dass die Verwirklichung des Planes »nur dann legitim wäre, wenn die lebendigen Hunde das Terrain trotzdem als Auslauf benutzen und über die Gräber der Artgenossen toben dürften.«

Das Beerdigen, das Verbrennen sind nur einige Rituale, die über die Trauer hinweghelfen können. Sich mit anderen Menschen austauschen, seine Trauergeschichte erzählen, schreiben, ein Buch lesen, auch das sind Trauerhandlungen.

Die Trauer ausdrücken

In dem Buch »Abschied vom geliebten Tier – Ein Ratgeber für den Umgang mit Trauer« von Dr. med. vet. Carmen Stäbler erzählen Tierhalter aus Deutschland, Österreich und der Schweiz in fünfzehn ausführlichen Geschichten, welche Gefühle und Gedanken sie nach dem Tode ihres Tieres hatten und was sie taten, um ihren Verlustkummer zu überwinden.

Trauernde Tierhalter können durch dieses Buch anhand vieler Beispiele erkennen, dass sie mit ihrem Schmerz nicht allein sind. Es wird ihnen Mut gemacht, sich dem Schmerz zu stellen und ihn auszudrücken. Je besser und umfassender der Trauer Ausdruck gegeben werden kann, desto eher wird sich der Trauernde in einer Welt ohne sein Tier wieder orientieren können.

Dazu sagz Ursula Birr, Chefredakteurin von »Ein Herz für Tiere«:

»Ich wünsche mir, dass dieses Buch dazu beiträgt, auch die, die bis jetzt »Es war doch nur ein Tier« sagen, zum Nachdenken zu bewegen und Verständnis aufzubringen, wenn sie selbst einmal einen trauernden Tierbesitzer trösten sollen.«

Trauerforen im Internet, virtuelle Tierfriedhöfe bieten eine neue Möglichkeit, im Zeitalter des Worldwide Web seine Trauer über die Katze, den Hund, das

Kaninchen, das Meerschweinchen, den Vogel, das Pferd auszudrücken und seinem toten Tier ein virtuelles Denkmal zu setzen, einen Nachruf für den verstorbenen Freund zu verbreiten.

Die »Regenbogenbrücke« im Internet ist ein virtueller Tierfriedhof für alle, deren Kamerad über die Regenbogenbrücke gehen musste.

Mit Namen und Bild kann man dem toten Tier hier eine virtuelle Gedenkstätte errichten.

Trauer im Web

Was ist die Regenbogenbrücke?
Es ist ein Märchen aus dem 21. Jahrhundert.

Unter www.regenbruecke.de oder www.regenbruecke.com findet sich die Erklärung.

Die Regenbogenbrücke verbindet Himmel und Erde. Wegen ihrer vielen Farben nennt man die Brücke Regenbogenbrücke. Auf der einen Seite der Brücke liegt ein gelobtes Land mit Wiesen, Hügeln und saftigem, grünen Gras.

Wenn ein geliebtes Tier auf der Erde für immer eingeschlafen ist, geht es zu diesem wunderbaren Ort. Dort gibt es immer zu fressen und zu trinken, und es ist stets warmes, schönes Frühlingswetter. Die alten und kranken Tiere werden in dem Land hinter der Brücke wieder jung und gesund, und alle Tiere spielen den ganzen Tag zusammen. Die Tiere sind glücklich und zufrieden und es gibt nur eine Kleinigkeit, die sie vermissen: Sie sind nicht mit dem Menschen zusammen, den sie auf Erden so sehr geliebt haben

Sie laufen und spielen jeden Tag zusammen, bis eines Tages eines von ihnen innehält und aufsieht. Die Nase bebt, die Ohren stellen sich nach vorne und die Augen werden ganz groß. Plötzlich rennt es aus der Gruppe heraus, fliegt über das grüne Gras, wird schneller und schneller.

»Es hat Dich gesehen und wenn Du und Dein Liebling sich treffen, nimmst Du es in Deine Arme und hältst es so fest Du kannst.

Dein Gesicht wird geküsst und abgeschleckt, wieder und wieder, und endlich schaust Du nach langer Zeit in die Augen Deines geliebten Tieres, das lange aus Deinem Leben verschwunden war, aber nie aus Deinem Herzen.

Dann überschreitet Ihr gemeinsam das letzte Stück der Brücke des Regenbogens und Ihr werdet nie wieder getrennt sein.«

Zurück zu den Anfängen

Es gibt aber auch Menschen, die ihre Tiere lieben, verantwortungsbewusst ihnen gegenüber sind, die jedoch keine Trauerrituale und Märchen wollen, um ihre Trauer zu verarbeiten.

Elizabeth Marshall Thomas, Verhaltensforscherin und Autorin der Bücher »Das geheime Leben der Hunde« und »Das geheime Leben des Katzen« äußerte sich zum Tode ihres Huskys Zooey:

»Meine Einstellung zum Tod ist ziemlich pragmatisch. Ich meine, wenn der Geist und das Leben erloschen sind, hilft es nicht viel, sich um die Leiche zu sorgen. Ich überließ es dem Tierarzt, Zooey zu begraben und fuhr nach Hause.«

Kommt sie mit ihrer Einstellung der Natur näher?

»Es schien Hazel, als brauchte er seinen Körper jetzt nicht mehr, deshalb ließ er ihn am Rande des Grabens liegen ...« schrieb Richard Adams in seinem weltbekannten Kaninchen-Abenteuer-Roman »Unten am Fluss« über das Sterben des Kaninchen-Anführers Hazel.

Wir Menschen lieben unsere Tiere, ihr Wesen, ihre Seele, die Eigenarten ihres Körper, und es übersteigt für manche die Vorstellungskraft, beides getrennt zu sehen.

Wie ein Mensch mit dem toten Tierkörper umgeht, ist eine Frage der emotionalen Einstellung und der Hygiene.

Bestattungsrituale jedoch können dem Menschen helfen, den Verlust zu überwinden. Darum sollte man nicht über sie lächeln

Es tut gut, wenn wir uns ausdrücken können. Wer seine Gefühle ausdrücken kann, wird weniger Blessuren im Laufe seines Lebens davontragen als Menschen, die alles hinunterschlucken und vielleicht daran ersticken.

Es tut gut, sich auszusprechen, dem Schmerz Ausdruck zu verleihen.

Wie ein Mensch sein Tier verabschiedet, seine Trauer ausdrückt, das ist eine sehr individuelle Angelegenheit.

Auf der Erde bleiben kann kein Tier und kein Mensch. Was zurückbleibt, das ist nun einmal der Körper. Die Seele macht sich auf und davon.

»Zurück ins All

Und was wird dereinst geschehen,
Wenn die Hündlein sind gestorben?
Kommen sie in einen Himmel,
All die guten, all die braven,
Und die bösen in die Hölle,
Wo sie dulden harte Strafen,
Jeder, wie er sich's erworben,
Durch Verdienste, durch Vergehen?
Keins von beiden wird geschehen
Wenn die Leiber sind begraben,
Fliegen ihre leichten Seelchen
Auf den gelben Hundestern.
Hoch im blauen Weltraum schwebt er,
In dem Äther, licht und fern.
Ganz durchsichtig sind die Hündchen,
Fast wie Glas – mit dunklen Flecken.
Bellen tun sie nur ganz leise,
Wie der Klang von feinen Gläsern.
Und sie spielen in der Sonne
Bis die dunklen Flecken schwinden,
Sie, befreit von Erdenschlacken,
Liegen wohlig im gelinden
Zephir, ruhend in den Gräsern,
Nun bereit zur großen Reise.
Durch den blauen Äther kommen
Große weiße Wolkenschiffe
Festlich rauschend angefahren.
Nehmen auf die schlackenreinen
Fleckenlos durchsichtgen Hündchen,
All die großen, all die kleinen
Sitzen sie im Wolkenschiffe,
Jetzt – vom Geisterwind genommen,
Schwebt's ins All, woher die Tiere,
Blumen, Bäume, Nachtigallen,
Und auch unsre lieben Hündchen
Alle einst sind hergekommen.
Abgeklärt und nun vollkommen
Gehen sie zurück ins All.«

Ernst Kreidolf, Das Hundefest, 1928

7.

Wenn Kinder trauern

Mein Hund hat mich immer lieb
Haustiergräber für Kinder
Fantasie öffnet Möglichkeiten
Auch Tiere kommen in den Himmel

Kinder und Tiere – ein kleines Paradies

Das schüchterne Mädchen, das eigentlich immer Angst hatte, etwas zu sagen, schien alle Ängste und Hemmungen abgeschüttelt zu haben, als es vor der ganzen Klasse den Aufsatz über sein schönstes Erlebnis in den letzten Tagen vorlas:

Der Ausflug mit seinem Kaninchen in den Garten.

Tiere und Kinder haben ihre eigene, oft magische Verständigung, die, unverfälscht von erwachsener Einmischung und verzerrenden Erfahrungen, optimal funktioniert. Kinder begegnen Tieren in der frühesten Phase der geistigen und gefühlsmäßigen Entwicklung wie ihresgleichen und fühlen sich ihnen eng verbunden. »Während der ersten Lebensjahre füllen Tiere fast die Hälfte aller Kinderträume aus«, ist in »Tiere und Menschen (B. Cyrulnik, K.L.Matignon, F. Fougea) zu lesen, und das spricht für innige Bande.

Das Mädchen spricht gerne über das Tier, vergisst dabei alles um sich herum, es spürt, dass das Tier ihm wohl gesonnen ist und es akzeptiert. Tiere ersetzen Menschen nicht, aber sie helfen emotional oft besser. Sie spielen für die Fantasie, das soziale Empfinden und die Entwicklung des kleinen Menschen eine große, wichtige Rolle. Die Beziehung zwischen Kindern und Tieren ist von einer besonderen Innigkeit und Vertrautheit geprägt, ist unbeschwerter als die Beziehung zu Erwachsenen oder Gleichaltrigen.

Als soziales Gleitmittel werden Tiere beschrieben. Die Anziehungskraft von Tieren kann die Beliebtheit von Kindern erhöhen. Kinder, die schüchtern, gehemmt sind, können einfacher etwas über das Tier erzählen, als über sich selbst, die Tiere helfen ihnen, Kontakte zu knüpfen.

Tiere geben Unterstützung und Trost, das Kind kann sich seinem Tier anvertrauen, teilt Geheimnisse mit ihm. Tiere sind Vertrauenspersonen, während Menschen einander beurteilen und kritisieren und darum von Kindern oft als bedrohlich empfunden werden. Tiere geben ihre Zuneigung ohne Bedingung, sind Freunde auf einer Stufe. Darum eignen sich Tiere in Geschichten als die Träger von Botschaften an das Kind, sie sind die Helden, die Freunde, und das sind auch die wirklichen Tiere im wirklichen Leben.

Manfred Kyber, Dichter und Märchenerzähler, schreibt in seinem Buch »Tiergeschichten«, wie ein Kater einem Kind Lebensweisheiten vermittelt. Dabei macht der Kater »Müffchen« und sieht dabei aus wie eine Badewanne und mit den nach vorn zusammengelegten Pfötchen ähnelt er einem Damenmuff, einem Müffchen. »Wenn ich Müffchen mache, dann meditiere ich. Probiere es doch selbst einmal!«

Einfach nur dasitzen, still sein und in sich ruhen, das täte uns Menschen zwischendurch sicherlich auch sehr gut, denn aus der Ruhe schöpfen wir Kraft. Die Katzen sitzen so in tiefster Zufriedenheit, völlig entspannt und in meisterhafter Meditation.

Der Psychologieprofessor Reinhold Bergler, der sich mit Haustierforschung an der Universität Bonn beschäftigt, hält es für erwiesen, dass Haustiere Erziehungshilfe leisten. Sie sind Zuflucht, Hilfe für die Seele, wenn die Welt zusammenzubrechen scheint, schützen vor Einsamkeit, die auch Kinder kennen. »Immer mehr Kinder wachsen als Einzelkinder auf, als Kinder Alleinerziehender, in gestörten Ehen oder auch als Kinder von Eltern, die beide ganztägig berufstätig sind. Einsamkeit kennen heute nicht nur alte Menschen, sondern auch Kinder«, so Professor Bergler. (aus: »Abschied vom geliebten Tier« von C. Stäbler)

»Das Bonner Psychologenteam Reinhold Bergler und Tanja Hoff«, so war in der Zeitschrift HörZu im Mai 2005 zu lesen, »hat untersucht, wie sich ein Hund auf Scheidungskinder auswirkt – mit bemerkenswerten Ergebnissen. ‚Wenn ich mal traurig bin wegen Mama und Papa, dann kann sich zu meinem Hund gehen, und er tröstet mich', sagte ein Kind zu den Wissenschaftlern.

Ein anderes Scheidungskind prägte die Formel, die wohl für das gesamte Verhältnis zwischen Menschen und Haustieren gilt: ‚Mein Hund hat mich immer lieb.'«

Kinder betrachten Tiere als ihresgleichen. Den meisten Kindern ist die Überheblichkeit, die im Menschen die Krone der Schöpfung sieht, noch fremd. Jene Kinder, die diese grundlegende Wahrheit begreifen, haben oft schon sehr früh eine enge Beziehung zum Tier.

Diese Kindheitsliebe gehört zu den tiefsten und aufrichtigsten Empfindungen, die ein Mensch haben kann und sie bleibt für den Rest seines Lebens lebendig. Das Tier beantwortet die Gefühle und ist für so manche Kinder eine einzigartige, unauslöschliche Erfahrung. Jeffrey Masson zitiert in seinem Buch »Hunde lügen nicht« den Kunsthistoriker und Sozialkritiker Morris Berman, der betont, dass für ein Kind «das andere Lebewesen Ursache für ehrfürchtige Scheu oder freudige Erregung ist, aber keine Angst einflößt; und es ermöglicht ein tiefes, inneres Vertrauen – ein ontologisches Vertrauen, das sich nicht zu dem Bedürfnis auswächst, die Welt zu läutern, indem man sie zerstört."

Was steckt hinter Charlys Beigeisterung für Kinder? In seiner überschwänglichen Zuneigung läuft er schnurstracks auf das Kind zu, wedelt und wackelt, macht Bücklinge. Die meisten Kinder beantworten seine direkte Zuwendung prompt. Sie lächeln, erzählen ihren Eltern das Erlebnis. Was bedeuten Kinder für ihn? Er begrüßt Kinder oft einschmeichelnder als seine Besitzerin. Besteht zwischen Hunden und Kleinkindern eine Ähnlichkeit? Sieht Charly eine Verbindung, für die die meisten Erwachsenen blind sind? Charly sieht in Kindern keine ranghöheren Wesen, bei denen er sich einschmeicheln will. Er weiß, dass es Kinder sind. Er liebt sie einfach. Charly ist ein lieber Hund, ein Menschen- und Umweltfreund, aber ein nachlässiger Lust-und-Laune-Schüler. Es sei denn, er will einem Kind einen Gefallen tun. Ein »Sitz« voller Erwartung, mit Kinderstimme wird prompt ausgeführt und bringt die Kinderaugen zum Strahlen.

Lady war eine leicht nervöse Setterhündin, die sich durch kindliches Ungestüm und helle, laute Stimmen schnell aus der Ruhe bringen ließ. Also, so die Mitteilung an die Kinder, lieber nicht streicheln. Dann eines Tages kam ein etwa fünfjähriges Mädchen freudestrahlend auf die Hündin zugelaufen, wartete kein Wenn und Aber ab und fiel der Hündin wie einer guten Freundin um den Hals. Diese Unbefangenheit, diese Selbstverständlichkeit erwiderte die sonst leicht reizbare Setter-Dame mit verblüffendem freundlichem Stillhalten und Akzeptanz.

»Kinder haben oft ein ganz eigenes Wissen von Tieren. Als wir einmal Polarwölfe an Hundeleinen durch einen Tierpark führen mussten, wiesen einige Kinder, die uns begegneten, ihre Eltern auf etwas Staunenswertes hin: «Mama, Papa, das sind Wölfe!« Die Eltern, die unsere Wölfe für weiße Schäferhunde hielten, widersprachen den Kindern und, wie sie meinten, der kindlichen Fantasie. Doch die Kinder hatten Recht. Irgendwie scheint in jedem Kind ein Wolfskind zu schlummern, denn von ähnlichen Begebenheiten hörte ich schon öfter.« So behauptet S. Fischer-Rizzi in ihrem Buch »Tierverbündete«:

Haustiere sind ein Band zur Natur, sie sind mit allen Sinnen wahrnehmbar, geben die Erfahrung des Lebendigseins. Pferde, Hunde und Katzen lassen ihre Kraft direkt auf den Menschen überfließen. Kinder haben dafür besondere Antennen. Das Kind betrachtet das Tier als seinesgleichen und neigt dazu, es in Bewegungen und Lauten nachzuahmen. Es teilt ihm seine Freuden und seinen Kummer mit, es ist sein Vertrauter. Die Gegenwart des Tieres gibt dem Kind Sicherheit, lehrt Respekt vor dem anderen, stimuliert seine Wahrnehmung, macht es mit wesentlichen Ereignissen des Lebens wie Geburt und Tod vertraut.

Wenn das Tier, der Freund und Gefährte stirbt, bricht oft eine Welt für das Kind zusammen.

Trauer, wenn Kinderfreunde sterben

Um Haustiere trauern Kinder oft mehr als um Menschen. Denn Tiere begegnen ihnen offen und gefühlvoll, von den Tieren fühlen sie sich angenommen und bestätigt, das Tier gibt ihnen zum einen Geborgenheit, andererseits spüren sie, dass das Tier sie braucht.

Der Psychologieprofessor Reinhold Bergler sieht in dem Verlust eines Haustiers ein »gravierendes affektives Ereignis«. Wenn eine lange bestehende Bindung plötzlich abbreche, sei das für Kinder ein Schock. »Aber sie lernen, dass der Tod etwas Natürliches ist.« Kinder können den Tod bewältigen. Sie wollen nicht, dass er verdrängt wird.

Verdrängen und Leugnen des Todes sind große Fehler, die Erwachsene im Umgang mit dem Tod machen – Fehler, die in den Kindern Traumata hinterlassen können.

»Viele, die ihr ganzen Leben auf die Liebe verwendeten, können uns weniger über sie sagen als ein Kind, das gestern seinen Hund verloren hat«, erkannte der amerikanische Schriftsteller Thornton Wilder. Diesen Emotionen freien Lauf zu lassen, ist wichtig, um das Erlebnis, dass ein treuer Freund stirbt, zu bewältigen. Kinder sehen in ihren Tieren ihre Gefährten, ihre Vertrauten, ihre Freunde. Das Trauern ist für Kinder wichtig, um sich von ihren Tieren zu verabschieden.
Nicht das Hinsehen, das Auseinandersetzen mit dem Verlust des geliebten Tieres belastet ein Kind, sondern das Verdrängen des Todes.

Eine Geschichte, die anrührt:

»Die erste Begegnung mit dem Tod hatte ich mit etwa sechs Jahren. Mein Vater besaß einen Jagdhund, Argo; er war von sanftem, freundlichem Wesen und mein liebster Spielgefährte. Ganze Nachmittage fütterte ich ihn mit Breichen aus Schlamm und Gras, oder ich zwang ihn, sich von mir frisieren zu lassen, und er trottete, ohne sich aufzulehnen, mit clipsgeschmückten Ohren durch den Garten. Eines Tages jedoch, als ich wieder einmal eine neue Frisur an ihm ausprobierte, bemerkte ich eine Schwellung an seinem Hals. Schon seit einigen Wochen hatte er keine Lust mehr zu laufen und zu springen wie früher, und wenn ich mich in eine Ecke setzte, um mein Nachmittagsbrot zu essen, baute er sich nicht mehr hoffnungsvoll seufzend vor mir auf.

Eines Mittags erwartete Argo mich nicht mehr am Gartentor, als ich aus der Schule kam. Zuerst dachte ich, er sei mit meinem Vater unterwegs. Als ich aber meinen Vater, ohne Argo zu seinen Füßen, ruhig in seinem Arbeitszimmer sitzen sah, geriet ich in eine große innere Erregung. Ich ging hinaus und rief laut schreiend überall im Garten nach ihm, kehrte auch zwei- oder dreimal ins Haus zurück und durchsuchte es vom Keller bis zum Dachboden. Am Abend, als ich meinen Eltern den obligatorischen Gutenachtkuss geben sollte, nahm ich meinen ganzen Mut zusammen und fragte meinen Vater: »Wo ist Argo?« »Argo«, erwiderte er, ohne den Blick von der Zeitung zu heben, »Argo ist weggegangen.« »Warum denn?« fragte ich. »Weil er deine Quälereien satt hatte.«

Taktlosigkeit? Oberflächlichkeit? Sadismus? Was lag in dieser Antwort? Genau in dem Augenblick, in dem ich die Worte hörte, zerbrach etwas in mir. Ich konnte nachts nicht mehr schlafen, und tagsüber brach ich bei der geringsten Nichtigkeit in Tränen aus. Nach ein bis zwei Monaten wurde ein Kinderarzt zu Rate gezogen. »Die Kleine ist erschöpft«, sagte er und verordnete mir Lebertran. Warum ich nicht schlief, warum ich immer Argos zernagten Ball mit mir herumtrug, hat mich nie jemand gefragt.

Diese Begebenheit bezeichnet meiner Ansicht nach meinen Eintritt ins Erwachsenenalter. Mit sechs Jahren? Ja, genau, mit sechs Jahren. Argo war weggegangen, weil ich böse gewesen war, mein Betragen hatte also einen Einfluss auf das, was um mich war. Einen Einfluss, der zum Verschwinden, zu Zerstörung führte.

Von da an waren meine Handlungen nicht mehr unbeschwert, nicht mehr folgenlos. Vor Angst, noch weitere Fehler zu begehen, habe ich sie nach und nach auf ein Mindestmaß beschränkt, bin apathisch und zögerlich geworden. Nachts presste ich den Ball zwischen den Händen und sagte weinend: »Argo, bitte komm zurück, auch wenn ich etwas verkehrt gemacht habe, mag ich dich doch lieber als alle anderen.« Als mein Vater einen neuen Welpen mit nach Hause brachte, wollte ich ihn nicht einmal ansehen. Er war für mich ein Fremder, und so musste es bleiben.

Heuchelei bestimmte die Kindererziehung. Ich erinnere mich noch genau, wie ich einmal, als ich beim Spazieren gehen mit meinem Vater an einer Hecke vorüberkam, ein totes Rotkehlchen fand. Ohne jede Scheu hob ich es auf und zeigte es ihm. »Leg's wieder hin«, hatte er sofort geschrieen, »siehst du denn nicht, dass es schläft?« Der Tod war, wie die Liebe, ein Thema, über das nicht gesprochen werden durfte. Wäre es nicht tausendmal besser gewesen, wenn sie mir gesagt hätten, dass Argo tot war? Mein Vater hätte mich in den Arm nehmen und zu mir sagen können: »Ich habe ihn getötet, weil er krank war und zuviel leiden musste. Wo er jetzt ist, ist er viel glücklicher.« Natürlich hätte ich mehr geweint, wäre verzweifelt gewesen, monatelang wäre ich immer wieder zu der Stelle gegangen, wo er begraben lag, hätte lange durch die Erde hindurch mit ihm gesprochen. Dann hätte ich ganz langsam angefangen, ihn zu vergessen, andere Dinge wären interessant geworden, andere Leidenschaften hätten mich ergriffen, und Argo wäre in meinen Gedanken in den Hintergrund getreten wie eine Erinnerung, eine schöne Erinnerung meiner Kindheit. Auf diese Weise aber wurde Argo zu einem kleinen Toten, den ich in mir trage.«

Zitiert aus »Geh, wohin dein Herz dich trägt« von Susanne Tamaro.

Im November 2004 beschäftigte sich die WDR-Fernsehsenderreihe für Vorschulkinder »Die Sendung mit der Maus« unter dem Titel »Abschied von der Hülle« mit dem Tod von Menschen. Ein Bestattungsunternehmer sagte Armin Maiwald, dem TV-Produzenten, der mehr als achthundert Sachgeschichten für die Sendung drehte, dass Kinder ihren gestorbenen Angehörigen oft etwas mit ins Grab geben oder Blumen auf den Sarg malen. Maiwald: »Man kann daran sehen, wie unbefangen Kinder damit umgehen. Wir Erwachsenen geben das Tabu vor.«

»Kinder sollten schon früh mitbekommen, dass es dieses andere Ende des Lebens gibt. Und dass es etwas ganz Natürliches ist, dass keiner unsterblich ist«, ist Armin Maiwald überzeugt

Ob Kind, Jugendlicher oder Erwachsener, die Menschen brauchen eine Zeit der Trauer, um Abschied von ihrem Tier zu nehmen. Kinder können sich mit fantasievollen Ritualen und Haustiergräbern gut helfen.

»Herzchen aus Pressspan weisen unter einer Tanne im Garten auf die Stelle hin, wo seit einigen Wochen Pippi Langstrumpf und Lili, die beiden Ratten des zehnjährigen Timo und seines achtjährigen Bruders Felix, begraben liegen, in einem Holzkästchen in achtzig Zentimeter Tiefe, zugedeckt mit Muscheln, gesammelten Steinen und Tannenzweigen. »Ich war selbst den Tränen nahe«, sagt die Mutter der beiden Jungen. Der achtjährige Felix hatte oft mit seiner Lili gesprochen. Dass der Junge in der Schule verprügelt worden war, erfuhr seine Mutter nur dadurch, dass sie zufällig hörte, wie er dem Tier sein Herz ausschüttete.« (aus: »Abschied vom geliebten Tier«, von C. Stäbler)

Wie lange dauert Tot-sein?

Brot und Mehl, alle Grundstoffe der Bäckerei waren für Mäuse tabu. Folglich gab es zwei Katzen in dem weitläufigen, alten Geschäfts- und Wohnhaus, die ihren Job als Mäusefänger zwar sehr gut erledigten, aber trotz und alledem nicht alle Mäuse schafften. Darum gab es auch Mausefallen. Während die beiden Kinder, beide sechs Jahre, das Mäuseerlegen der Katzen als selbstverständlich ansahen, zweifelten sie bei den leblosen Mäusen in der Mausefalle, ob diese wirklich tot waren. Als die Erwachsenen die Mäuseleichen aus der Falle entfernt hatten, retteten die Kinder die leblosen Mäuseleiber, legten ihnen Käse vor und begriffen erst nach einiger Zeit, als nur noch ein verwestes Fellhäufchen vor dem mittlerweile ausgedörrten Käse lag, dass tote Tiere nicht mehr zum Leben erwachen. Dann begruben sie die Mäuse in kleinen Gräbern mit Holzkreuzchen.

Wenn Kinder bemerken, dass ein Lebewesen nicht mehr frisst, sich nicht bewegt, reagieren sie oft mit Neugier und Forschungseifer. Sie heben einen toten Vogel auf und untersuchen ihn genauer. Sie beugen sich über den kleinen Käfer, der auf dem Boden liegt, zerteilen ihn und schauen sich alles genau an. Es sind normale Reaktionen auf Neues und Unbekanntes.

Unangenehm, bedrohlich erleben Kinder den Tod nur, wenn er Trennung von einem geliebten Menschen oder auch von einem vertrauten Haustier bedeutet.

Der Tod wirft für Kinder viele Fragen auf.

VeteriBär ist ein spezieller Service der Freien Universität Berlin, Fachbereich Veterinärmedizin, für den Tierfreund und unter www.veteribaer.de werden medizinische Sachverhalte verständlich erklärt. Darin findet sich ein Text, der American Academy of Child and Adolescent Psychiatry, der versucht, die Frage zu beantworten: Wie verhalte ich mich gegenüber meinem Kind, wenn das Haustier stirbt?

»Wenn ein Haustier stirbt, begegnen viele Kinder das erste Mal in ihrem Leben dem Tod. In dieser Situation benötigen Kinder eher Trost, Liebe, Unterstützung und Zuwendung als schwierige medizinische oder wissenschaftliche Erklärungen.

Die Reaktionen der Kinder auf den Tod eines Haustieres hängen von ihrem Alter und ihrer Entwicklungsstufe ab.

Drei- bis fünfjährige Kinder sehen den Tod als temporäre und möglicherweise umkehrbare Erscheinung. Mit sechs bis acht Jahren fangen Kinder an, ein realistischeres Verständnis der Natur und der Konsequenzen des Todes zu entwickeln. Im Allgemeinen verstehen Kinder aber erst ab neun Jahren völlig, dass der Tod permanent und abschließend ist. Aus diesem Grund sollte sehr jungen Kindern erklärt werden, dass, wenn ein Haustier stirbt, es aufhört sich zu bewegen, zu sehen oder zu hören und nicht wieder aufwacht. Diese Erklärung sollte mehrmals wiederholt werden.

Es gibt viele Möglichkeiten, wie Eltern ihren Kindern erklären können, dass ein Haustier gestorben ist. Es ist ratsam, mit den Kindern in einer vertrauten Atmosphäre zu sprechen: verwenden Sie eine beruhigende Stimme, halten Sie ihre Hand oder legen Sie einen Arm um sie. Es ist auch wichtig, ehrlich zu sein, wenn man Kindern erklärt, dass ein Haustier gestorben ist. Der Versuch, Kinder mit vagen oder ungenauen Erklärungen zu schützen, kann Angst, Verwirrung und Misstrauen erzeugen.

Nachdem ein Haustier gestorben ist, haben Kinder häufig Fragen wie:

Warum starb mein Tier?

Ist es meine Schuld?

Wohin geht der Körper?

Sehe ich mein Tier wieder?

Wenn ich stark es wünsche, kann ich eines Morgens wirklich mein Haustier zurückkommen lassen?

Dauert der Tod für immer?

Es ist wichtig, solche Fragen einfach, aber ehrlich zu beantworten. Kinder können Traurigkeit, Zorn, Furcht, Ablehnung und Schuld erfahren, wenn ihr Haustier stirbt.

Sie können aber auch auf Freunde mit Haustieren eifersüchtig sein.

Wenn ein Haustier krank ist oder im Sterben liegt, sollten Sie die Zeit mit Ihrem Kind verbringen, um über seine Gefühle zu sprechen. Wenn möglich, ist es ratsam, dem Kind die Gelegenheit zu geben ‚Lebe wohl' zu sagen, bevor das Haustier stirbt. Eltern können als Vorbild dienen, indem sie ihre Gefühle mit ihren Kindern teilen. Machen Sie Ihrem Kind klar, dass es normal ist, Haustiere zu vermissen, und ermuntern Sie Ihr Kind, mit Fragen zu Ihnen zu kommen.

Es gibt unterschiedliche Weisen für Kinder, ihre Haustiere zu beklagen. Ihnen muss Zeit gegeben werden, sich an ihre Haustiere zu erinnern. Freunde und die Familie können dabei helfen, sich gemeinsam erinnern, erzählen.

Die Trauer um den Hausgenossen sollte dem Wesen der Kinder entsprechen: das Haustier kann begraben werden, ein Denkmal kann errichtet oder eine Zeremonie kann abgehalten werden. Andere Kinder wiederum schreiben Gedichte und Geschichten, oder fertigen Zeichnungen vom Haustier an.«

Solche Handlungen sind ebenso wie das Weinen Möglichkeiten, die Trauer um das Haustier auszudrücken. Je unbekümmerter, unzensierter und vielfältiger Kinder und auch Erwachsene ihre Gefühle, ihre Trauer ausdrücken, umso besser können sie mit kleineren und größeren Krisen in ihrem Leben umgehen, umso besser kann die Seele sich heilen.

Wenn Kinder sich in Geschichten an ihre Tiere erinnern, eine Zeit lang das Grab ihrer Tiere pflegen, wenn sie ihre Tiere malen, erfahren sie, dass das Tier in ihrer Erinnerung, ihrem Tun lebendig bleibt, auch wenn sein Körper nicht mehr da ist.

Auch Beten hilft den Kindern, wieder Zuversicht zu schaffen, den Schmerz durch Worte zu bannen, Hoffnung zu schöpfen.

Angelika und Waldemar Pisarski geben in ihrem Ratgeber »Das Sterben ins Leben holen« Beispiele, wie Eltern mit den Kindern beten können. Als Peters Meerschweinchen Putzi gestorben ist, entsteht aus dem Gespräch zwischen Peter und seinen Eltern das folgende Gebet:

»Dass unser Putzi tot ist, bedrückt uns sehr.
Es sitzt uns wie ein Kloß in der Kehle.
Wir haben gar keine Lust zum Spielen und grübeln:
Warum musste Putzi sterben?
Wir haben ihn doch so gern gehabt!
Warm hast du Gott das so kommen lassen?
Das verstehen wir nicht!
Gott, wir bitten dich: Lass uns nicht im Stich!
Aber du, Gott, bist trotzdem unser Freund!
Wir vertrauen auf deine Hilfe und auf deinen Schutz!
Du bist doch wie die Sonne, die unser Leben hell macht!
Lass uns auch wieder viel Schönes erleben!
Bleibe bei uns!«

Und noch ein Beispiel:

»Lieber Gott, meine Katze ist tot. Ein Auto hat sie überfahren. Ich bin sehr traurig. Ich habe geweint. Es war eine schöne Katze, die schönste gewiss, die du je hast leben lassen. Nun ist sie tot. Ich habe keine Katze mehr. Für mich war die Katze kostbar. Für dich auch. Denn du schaust alles an, was ich lieb habe. Amen«

Und was kommt dann?

Mit dem Sterben des Haustieres, des Tier-Freundes erleben viele Kinder zum ersten Mal den Tod. Ihre Fragen können auch die Menschen, die schon viel länger auf der Erde sind, nur zum Teil beantworten. Kinder stellen diese Fragen nach dem Sterben, dem Tot-sein, sie trauern, wollen den Verlust verstehen, und diese Fragen sind für jeden Erwachsenen eine Herausforderung, das Leben zu erfahren, neu zu erkennen.

Viele Schriftstellerinnen und Schriftsteller haben sich fantasievoll, anschaulich und für Kinder und Erwachsene aufschlussreich mit Tod und Sterben von Menschen und Tieren auseinandergesetzt. Im Web findet sich unter »Memosite« ein weltliches Trauerportal für Nachrufe, Informationen, Erinnerungen und auch eine Liste zur Literatur, die Kinder und Trauer zum Thema hat.

Eine Leserin kaufte das Buch »Leb wohl, Chaya« von Antonie Schneider und Maja Dusikova, als ihr treuer Hund gestorben war. »Obwohl uns beim Lesen oft die Tränen liefen, hat es auch den Kindern sehr geholfen, sich dem Thema zu nähern.«

Die Geschichte erzählt von dem Kanarienvogel, mit dem zusammen die Oma bei Mira und Valentin einzog. Eines Tages stirbt der Kanarienvogel. Zusammen mit der Oma denken die Kinder über das Sterben nach.

Und was kommt dann? Das möchten nicht nur Kinder wissen, wenn es um den Tod geht. Pernilla Stalfelt nähert sich mit ihrem Buch »Und was kommt dann?« dem Thema auf gleichermaßen eigenwillige wie kindernahe Weise: Sie erklärt erst einmal, wer alles sterben muss: Blumen und Marienkäfer genauso wie Erwin und Klein-Bobo. Und dass Fische ihre Augen nie zumachen, selbst wenn sie tot sind. »Der Tod kann ganz schnell kommen. Am einen Tag hat man seinen Opa noch. Am anderen kann man ihn vielleicht schon nicht mehr treffen. Das ist dann sehr leer und traurig.« Sie berichtet darüber, was nach dem Tod vielleicht passieren wird: »Wer weiß, vielleicht wächst man als Blume aus der Erde. Oder als ein Baum. Es gibt Leute, die glauben, man wird ein Stern am Himmel. Irgendjemand wird vielleicht ein gruseliges Gespenst.« Und sie berichtet auch, dass Menschen »in einen Sarg mit Deckel gelegt« werden, der ganz vorn in der Kirche aufgestellt wird. »Manche weinen unheimlich viel. Andere sind ganz still und weinen in sich. Nach der Beerdigung gibt es meistens Kaffee und Kuchen. Wenn man an die tote Person denken will, kann man zum Grab gehen. Das ist gut. Dort kann man den Namen auf dem Grabstein lesen, die Blumen gießen und sich vorstellen, dass man sich unterhält. Das Grab ist wie eine Art Treffpunkt.« Sie beschreibt aber auch die Feste, die auf mexikanischen Friedhöfen stattfinden und erwähnt die Grabbeigaben vergangener Kulturen.

Kein Mensch weiß, was passiert, wenn man tot ist, meint Meike Hinrichs in »Künnas Reise«. Der Himmel ist kein Ort der Glückseligkeit, da sollten die Erwachsenen, auch wenn es schwer fällt, ehrlich sein.

Wer weiß, was uns nach dem Tod erwartet? Anregungen, wie Erwachsene auch schon mit den Jüngsten über das »Land später« reden können, gibt Barbara Cramer in ihrem Bilderbuch »Friedhof und Denkmal«.

Kinder nach dem Verlust eines lieben Tieres oder Menschen zu trösten, das ist oft gar nicht so einfach, denn einige Kinder reagieren mit Wut und Trotz auf den Verlust. Der Umgebung, den Eltern und Geschwistern fällt es dann schwer, dem Kind mitfühlend zu begegnen. Das Buch »Eines Morgens war alles anders« von Barbara Davids will helfen, dass Kinder sich mitteilen und so ihren Leidensdruck verringern.

Miriam trauert um ihren toten Vogel und allmählich gelingt es ihr, mit dessen Tod fertig zu werden. Trost und ein Weiterleben ohne das geliebte Lebewesen sind möglich. Das ist die Botschaft in »Trost für Miriam« von Ursula Kirchberg und Heinrich Ellermann

Astrid Lindgrens Erzählung »Der Drache mit den roten Augen« ist eine melancholische Geschichte vom Loslassen. Das Tier, das die Kinder lieb gewonnen haben, lebt zwar weiter, aber sie müssen sich von ihm trennen.

Eines Morgens finden die Kinder einen kleinen Drachen im Schweinestall. Er ist frech und beißt und schmollt Aber die Kinder lieben ihn und hängen an ihm. Sie füttern ihn und er wächst und wächst. Als er schließlich so groß geworden ist, dass sie ihn nicht mehr versorgen können, muss er gehen. Die Kinder bringen ihn zum See.

»Wir froren in der Abendluft, die kühl vom Nebel war. Wir hüpften auf und ab, um uns warm zu halten, und ich dachte: Jetzt geh ich bald ins Haus und leg mich in mein warmes Bett, und bevor ich einschlafe, lese ich noch ein Märchen. Gerade da kam der kleine Drache auf mich zu. Er legte mir die kalte Tatze auf die Backe, und seine roten Augen waren voller Tränen.

Und dann – nein, war das seltsam – flog er einfach fort. Wir hatten nicht gewusst, dass er fliegen konnte. Aber er hob sich geradewegs in die Lüfte und flog mitten hinein in den Sonnenuntergang. Schließlich sahen wir ihn nur noch als einen kleinen schwarzen Punkt in der feuerroten Sonne. Und wir hörten ihn singen. Er sang mit einer ganz reinen, hellen Stimme, während er flog. Ich glaube, er war glücklich.

An diesem Abend habe ich kein Märchen gelesen. Ich lag unter der Decke und weinte um unseren grünen Drachen mit den roten Augen.«

Was bleibt, wohin gehen die toten Hüllen, sind es vielleicht die herrenlosen Schatten, die uns in »Ophelias Schattentheater« von Michael Ende begegnen?

Die alte Dame, früher Souffleuse am Theater, nimmt Schatten auf, die niemandem gehören. Schließlich hat sie viele herrenlose Schatten um sich, die die Worte der großen Dichter lernen, Komödien und Tragödien spielen. Fantasievoll setzt die Geschichte sich mit Einsamkeit und Tod auseinander.

Was bleibt, wenn die treuen Tiergefährten ihre Menschen, die Kinder verlassen, das sind die Erinnerungen, das ist die Gewissheit, dass wir sie nie vergessen werden, dass sie in uns weiterleben.

Jan Erik muss sein totes Huhn begraben. Er stellt daneben ein Schälchen Wasser und Getreide auf. »Was für ein wunderbar warmes Nest«, sagt die Krähe und lässt eine Blume fallen. Der Hahn zupft eine Feder aus seinem Schwanz und legt sie neben das Huhn. »Das Huhn ist weg«, flüstert Jan Erik traurig, »es wohnt nun in meinem Kopf.« Diese schöne Lösung findet Hans Hagen in seiner Geschichte von Tod und Traurigkeit »Still, ich denke an das Huhn«.

Susan Varley lässt die Gefährten des Dachses in ihrer Fabel »Leb wohl, lieber Dachs« liebevoll und schließlich ohne Traurigkeit zurückblicken. Der Dachs war immer für die Tiere da, wenn sie ihn brauchten. Den Frosch hatte er das Schlittschuhlaufen gelehrt, den Fuchs das Krawattenbinden, der Kaninchen-Frau hatte er ein Spezialrezept für Lebkuchen verraten. Die Tiere reden oft von der Zeit, als der Dachs noch lebte. Mit dem Schnee schmilzt ihre Traurigkeit. Es bleibt die Erinnerung an den Dachs, die sie wie einen Schatz hüten.

Wer in der Kindheit, der Jugend ein Tier zum Freund hatte, hat sein ganzes Leben lang Grund, dankbar für diese Erfahrung, diesen Schatz zu sein.

»Und wenn du dich getröstet hast (und man tröstet sich immer), wirst du froh sein, mich gekannt zu haben.« (»Der kleine Prinz« von Antoine de Saint Exupéry)

8.

Wenn ältere Menschen ihr Tier verlieren

Warum schmerzt der Verlust des Tieres so sehr –
im Laufe des Lebens hat der Erwachsene doch schon viele Erfahrungen mit dem Tod gemacht?
Das Ende wird so deutlich!
Was kann trösten.
Sollte ein neues Tier noch angeschafft werden?
Was tun, wenn er mich überlebt?

Trauer als Dankbarkeit

Mit Dori hatte er sich einen Herzenswunsch erfüllt: einen Hund, mit dem er seine Freizeit gestaltet, von der er jetzt als Rentner jede Menge hat. Dori ist ein meisterhafter Fänger von allem, was sein Herr wirft, und beide sind unzertrennlich. Täglich ist er mit Dori in den Wiesen, und wenn er mal ins Café geht, ist Dori selbstverständlich dabei. Als Doris Tage auf Erden sich dem Ende nähern, erscheinen Herr und Hund in ihrer Umgebung wie zwei ehrwürdige Greise.

Dori wird sehr alt, und als er stirbt, ist sein Herr einfach nur froh und dankbar für die gemeinsame Zeit.

Dank seines Hundes fühlte sich der lebenslange Junggeselle auch ohne seine Arbeit nicht einsam, nicht unausgelastet, und er blieb fit.

Ein Blick zurück in Dankbarkeit, ohne Traurigkeit, das Gefühl, sich einen Herzenswunsch erfüllt zu haben, keine Leere angesichts des Lebensendes des Tieres, sondern einfach dieses Gefühl, das habe ich gewollt, das habe ich bekommen spüren zu können, das ist gewiss ein wunderbarer, wenn vielleicht auch seltener Abschluss einer einzigartigen Mensch-Tier-Beziehung.

»Etwa 1,5 Millionen Hundehalter und 1,8 Millionen Katzenbesitzer in Deutschland sind über 60 Jahre. Demnach haben rund neun Prozent aller älteren Menschen einen Hund und rund elf Prozent eine Katze. Daneben gibt es etliche Seniorenhaushalte, in denen Vögel, Fische, Kaninchen und andere Kleintiere leben. Für ihre Halter haben diese Tiere eine große Bedeutung«, so erläutert der Ratgeber des Kuratoriums Deutsche Altershilfe (KDA), der in Zusammenarbeit mit dem »Forschungskreis Heimtiere in der Gesellschaft« 1998 entstand und nach wie vor aktuell ist. Tiere sorgen für Bewegung und Beschäftigung und somit für Aktivität, vermitteln ihren Besitzern das Gefühl, gebraucht zu werden, dienen als Kontaktbrücken zu anderen Menschen, vermitteln Alltagsfreuden und lenken ab von belastenden Ereignissen.

Tierbesitzer weisen geringere gesundheitliche Risikofaktoren auf und erkranken seltener an Herz-Kreislauf-Leiden. Sie sind insgesamt zufriedener und fühlen sich auch seltener krank. »Tiere binden den alten Menschen ans Leben«, bestätigt der Psychologieprofessor Erhard Olbrich.

Die alte Dame wohnt gegenüber. Manchmal trifft man sich. Und irgendwann verriet sie uns, als wir über ihren großen, schwarzen Kater sprachen, der gerne die umliegenden Balkons und damit die Mitbewohner der Siedlung aufsucht: »Eigentlich stehe ich nur noch wegen der Katze auf ... Uns schaudert und wenn jetzt die Jalousien bis zum Mittag unten bleiben, machen wir uns Sorgen«.

Der Verlust des Tieres kann für einen älteren Menschen eine große, ja lebensbedrohende Lücke hinterlassen, die stärker sein kann als das Gefühl der Dankbarkeit, einen so guten tierischen Gefährten gehabt zu haben.

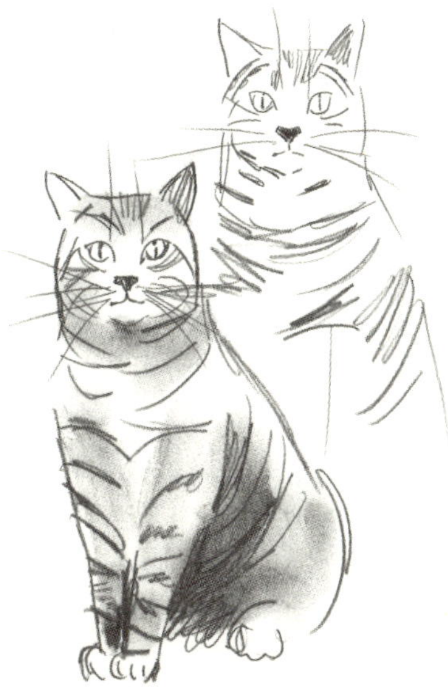

Trauer als unüberwindlicher Schlag

Warum kann reifen, älteren Menschen, die im Laufe ihres Lebens schon von vielen nahe stehende Menschen und Tieren Abschied nehmen mussten, der Verlust seines Tieres so weh tun?

Das Bewusstsein, dass es für sie das letzte eigene Tier in ihrem Leben ist, das auch ihr Leben sich dem Ende nähert, kann den Tod des Tieres zu einer schweren Belastung machen.

Die kleine, alte, streitbare, zuweilen sehr rechthaberische Frau wusste, dass ihre Emmi ihr letzter Hund in ihrem Leben war. Sie hatte die zottelige Cairn-Terrier-Hündin aus einer Massen-Hundezucht gerettet. Dann schränkte eine Wirbelsäulenerkrankung die Beweglichkeit der Dame, die früher stets Schäferhund-Mixes besessen hatte, immer mehr ein. Doch sie ging wacker täglich mit ihrer Emmi spazieren, schließlich gestützt auf ihren Gehwagen. Als Emmi an Krebs starb, wurde ihre Herrin von allen Hunden noch immer freudig begrüßt, und sie schien sich über jede Streicheleinheit, die sie an die Vierbeiner verteilen konnte, zu freuen. Doch über den Tod ihrer Emmi konnte sie nicht sprechen, nur unter Tränen, und die Trauer – oder das Selbstmitleid – überwältigte sie mehr und mehr. Sie würde nie wieder selbst ein Tier haben, diese Gewissheit war so sicher wie das wachsende Gefühl ihrer Überflüssigkeit. »Was soll ich denn noch hier?« Eines Morgens stand ihr Rollator alleine am Flussufer. Ihre Leiche fand man einige Kilometer stromabwärts.

Ohne ihren Hund fehlte ihr ein wesentlicher Lebensinhalt, der Seelentröster, überwältigte sie die Angst, ihre Selbständigkeit zu verlieren, pflegebedürftig zu werden.

Mehr als 80 Prozent der älteren Singles teilen ihre Sorgen mit gefiederten oder vierbeinigen Freunden. Die Tiere helfen, wenn Menschen mit fortschreitendem Alter zum Grübeln neigen, ihre Kräfte nachlassen, Einsamkeit, Krankheit oder traumatische Erlebnisse schwer auf dem Gemüt lasten. Hier können Tiere wahre Wunder wirken und helfen. »Sie nehmen Menschen in die Verantwortung und fordern zum Dialog«, erklärt Verhaltensforscherin Dr. Carola Otterstedt aus München. Verloren geglaubte Gefühle wie Zärtlichkeit, Freude oder Verantwortung werden wieder wach.

Eine große Studie des deutschen sozioökonomischen Panels fand heraus, dass Haustierbesitzer gesünder leben. Die Wissenschaftler Bruce Headey aus Australien und Markus Grabka vom deutschen Institut für Wirtschaftsforschung verglichen Daten von 1996 und 2001.

Die Zahl der Arztbesuche lag bei Menschen ohne Tiere um 18,5% höher als bei Menschen mit Tier, so das Bundesministerium für Bildung und Forschung, das die Studie mitfinanziert hat.

Die Zahl der Arztbesuche war bei Menschen mit Tier in den fünf Jahren sogar von 2,8 in 1996 auf 2,7 in 2001 gesunken, obwohl die Menschen fünf Jahre älter geworden waren. Bei den Menschen ohne Tier stieg die Zahl der Arztbesuche von 3 auf 3,2.

Vor allem profitierten die Menschen, die das Tier länger als fünf Jahre hatten. Der Verlust des Tieres führte allerdings dazu, dass so viele Arztbesuche gemacht wurden, wie von den Menschen ohne Tier.

Alle diese Fakten belegen, wie belastend der Tod des Tieres emotional und gesundheitlich sein kann. Umso schlimmer wiegt es, wenn alte Menschen, die immer Tiere hatten, plötzlich in Seniorenheimen den Rest ihres Lebens ohne Tiere verbringen müssen.

Trauer als neue Perspektive

Aus diesem Grund plädiert Dr. Otterstedt für Tierhaltung in Seniorenheimen, ganz gleich, ob eine »Stationskatze« durch die Flure streicht, Vögel im Aufenthaltsraum zwitschern oder die eigenen Lieblinge in den Wohnräumen leben. Den Senioren falle der Umzug ins Heim leichter, wenn sie Tiere mitbringen dürfen, sagt die Verhaltensforscherin. Der tierische Begleiter helfe, neue Kontakte zu knüpfen: »Das Tier bildet eine Brücke zwischen den Menschen.«

Die Verantwortung für ein Tier bereichert das Leben älterer Menschen. »Ein Tier gibt ihnen eine Aufgabe und strukturiert den Alltag, man muss es füttern und pflegen. Das hält geistig fit«, lautet die Aussage des Kuratoriums Deutsche Altenhilfe, die in der Rheinischen Post vom 21. Mai 2005 zitiert wurde. Weiter heißt es in dem Artikel:

»Beim Umzug in ein Alten- oder Pflegeheim müssen betagte Tierhalter nicht unbedingt auf ihren Schützling verzichten. Immer mehr Einrichtungen lassen Tiere zu, teilt das Kuratorium mit. Hat ein Tierhalter ein Heim gefunden, in das er mit seinem Hund oder seiner Katze einziehen darf, sollten er oder seine Verwandten aber vorab klären, ob nicht nur die Heimleiter, sondern auch die anderen Heimbewohner mit dem Tier einverstanden sind. Dabei ist ein Hinweis sinnvoll, dass sich der Hund unter Umständen nicht immer mucksmäuschenstill verhalten oder die Katze sich auch in fremde Zimmer verirren könnte.

Wer als älterer Mensch kein eigenes Tier besitzt, sich aber gerne um einen Hund, eine Katze oder einen Vogel kümmern würde, kann nach einem Heim Ausschau halten, in dem bereits ein ‚Haustier für alle' gehalten wird.«

Es gibt Möglichkeiten, auch im Alter Tiere um sich zu haben und von ihrer vitalen Ausstrahlung zu profitieren, ohne mit der Sorge belastet zu sein, dass die Tiere den Menschen überleben.

»Dass Elisabeth Hunder in ihrem Alter morgens um fünf Uhr aufsteht, um Affen und Aras zu füttern, hält sie für vernünftig. ‚Ich stecke voller Rheuma und Gicht. Ich muss laufen, also tu ich's.' Denn dreihundert bis fünfhundert Tiere vom Diamanthäubchen bis zum Pferd, unverkäufliche Tiere aus Zoogeschäften, Veteranen aus Tierparks, Umzugs- und Scheidungswaisen werden von den Bewohnern einer Seniorenwohnanlage im Westfälischen selbst versorgt. Und das bekommt nicht nur den Tieren gut.

Der Gewinn an Lebensqualität ist messbar. Die Bewohner schlucken weit weniger Medikamente als in vergleichbaren Einrichtungen. Das Gefühl, ich werde nicht mehr gebraucht, ich tauge nichts mehr, kommt hier nicht auf«, so war im Magazin Geo im März 2001 zu lesen.

Die beiden Hundekumpel, schwarz und blond, Stafford-Pointer-Mix und Golden Retriever, schlendern durch die Wiese, als eine der drei alten Damen auf der Bank am Rand sie ruft: »Kommt doch mal her, lasst euch doch mal streicheln«. Ihre Hände gleiten über das glatte, stichelige Fell des einen und das seidige lange Haar des anderen, kraulen ihre Ohren, und eine von ihnen schwärmt: »Die sind so lieb, die haben ein Gemüt wie Schäfchen.«

Bauen ältere Menschen zu Tieren unbefangene Beziehungen auf, ähnlich wie Kinder? In Japan ist es so, dass der sechzigste Geburtstag in Rosa gefeiert wird, und das soll auf das Wieder-Kindwerden hinweisen. Die Kontaktaufnahme zu anderen (Tier-)Menschen erleichtern die Tiere in jedem Fall.

Mit weißer Schnauze, ergrautem Kopf geht die hoch betagte rotbraune Setter-Hündin gemächlich ihren Weges, bleibt hier und da stehen, macht eine kleine Ruhepause, bei einer solchen Pause begegnet sie einer sicherlich ebenso hoch betagten menschlichen Greisin, die bestätigt, ach ja, eine Pause, die brauchte sie jetzt auch ab und zu. Und bald sind sie und der Mensch neben Lady im Gespräch und sie lässt noch einmal ihrer früheren Tiere Revue passieren.

Zum Glück hat diese Frau trotz ihrer Trauer den Zugang zu den Tieren und Tierbesitzern behalten. Das bewahrt sie vor Depressionen, denn oft bleibt nur die Erinnerung. Tiere prägen die Erinnerungen ihrer Menschen. Tiere und tierverbundene Menschen sind sich auf enge und geheimnisvolle Weise nahe. Und alle gehen irgendwann den letzten, ungewissen Weg.

»Erinnerst du dich noch an Schnüffels Ausdruck
wenn man ihm etwas sagte
und er es nicht verstand

die Stirne runzelte sich mühte
und nicht verstand
Weil er ein Tier war.
Auch wir verstehen nicht.«
....
»Auch wir werden im Weltall
wie die zwei toten Fliegen
wie die zwei toten Hunde
wie zweimal Nichts sein
Und haben auch geliebt
und wollten auch verstehen.«
Jaroslaw Ivaszkiewicz, »Der alte Dichter«

Trauer als eine Chance für einen Neubeginn

Tiere fordern den Menschen, und wenn sie nicht mehr da sind, droht besonders für ältere Erdenbürger eine große Leere. Es fällt schwer, eine neue Aufgabe zu finden.

Die rüstige Dame von Mitte achtzig marschiert jeden Tag etliche Kilometer. Sie hat sich damit eine Aufgabe gestellt, auch wenn ein bitterer Beigeschmack da ist. Wenn sie einem Menschen mit Hund begegnet, erzählt sie, dass sie es bis heute bedauert, dass sie sich damals, vor zwölf Jahren, als ihr Hund und bald darauf ihre Katze gestorben war, sich von ihren Freunden und Bekannten überreden ließ, sich in ihrem Alter kein Tier mehr anzuschaffen. Heute weiß sie, das war ein großer Fehler, der sie traurig macht. Das ist eine andere Art von Trauer als die um einen verlorenen Tiergefährten. Es ist die Trauer um entgangene Freude.

Die Schriftstellerin Margot Benary-Isbert erzählt in ihrem Buch »Das Abenteuer des Alterns«, als sie, Mitte Siebzig, mit einer neunzigjährigen Freundin über ihr Vorhaben sprach, ein Altersbuch zu schreiben, sagte diese: »Das ist gut! Nur schade, dass du noch zu jung bist, um auch nur entfernt ahnen zu können, was für grandiose Erfahrungen einem noch bevorstehen, wenn man erst alles Äußere wirklich hinter sich gelassen hat. Wie viele Erfahrungen haben mir diese letzten Jahre gebracht – Erkenntnisse von solcher Klarheit und Herrlichkeit, wie ich es nie für möglich gehalten hätte.«

Sterben werden wir, wenn es so weit ist, und vielleicht ist es dann gar nicht so schlimm. Vielleicht scheint manchmal der Tod wie eine Erlösung.

Margot Benary-Isbert zitiert ein Gedicht aus dem Ägyptischen:
»Ich sehe heute den Tod wie die Genesung eines Kranken,
wie den ersten Gang in den Garten nach langer Krankheit.
Ich sehe heute den Tod wie ein Mensch,
der sich heimgesehnt nach langer Gefangenschaft.«

Bis dahin heißt es Leben!

»Jeder stirbt, doch niemand ist tot«, so heißt es treffend in dem Film »Die Höhle des gelben Hundes« von Byambasuren Davaa.

Die Einstellung zum Sterben, zum Tod bestimmt, wie die Menschen Trauer um Menschen oder Tiere empfinden und wie sie sie bewältigen können. Sie bestimmt auch die Einstellung zum eigenen letzten Lebensabschnitt.

Die Lebensspanne eines Menschen ist ebenso begrenzt wie die eines Tieres. Das Erlebnis, um ein Tier zu trauern wird jedem begegnen, der sich auf das Abenteuer Tier einlässt. Und das wird sie weiter bringen.

Die gepflegte Dame hat immer Pudel besessen, stets war in ihrer Ehe und auch nach dem Tod ihres Mannes eine schwarze Kleinpudelhündin in ihrer Begleitung. Vier solche feinen Pudel-Damen gab es, die stets den Namen Susi trugen. Ohne Hund kann und will sie nach dem Tod ihrer vierten Susi nicht sein. Eine ältere, schwarze Pudelhündin soll sie nun fortan begleiten. Die Dame sucht und sucht und wagt schließlich einen Neuanfang der besonderen Art. Ein kleiner weißer Pudelrüde namens Flint sucht ein Zuhause. Sie genießt den für alle, die sie kennen, und für sie selbst überraschenden Schritt, sichert dem gerade erwachsen gewordenen Pudeljungen ein Zuhause, für den Fall, dass er sie überlebt, und ist seitdem mit ihm bei Wind und Wetter unterwegs.

Ein Anlass zur Trauer kann sich in jedem Alter zu einer Chance zu einem Neubeginn entwickeln.

Sicherlich, so meinte auch Boris Pasternak, der russische Schriftsteller:
»Das Leben zu Ende zu leben ist kein Kinderspiel.« Der Mut kann die Menschen verlassen. Doch was hilft's?

Margot Benary-Isbert zitiert in ihrem Buch »Das Abenteuer des Alterns« einen Brief des französischen Romanschreibers Gustave Flaubert: »Ich habe keinen Mut, aber ich tue, als hätte ich welchen, was am Ende aufs Gleiche herauskommt« Und sie setzt den Gedanken fort: »Aber so tun, als ob wir ihn hätten, beschwört den Mut selber herauf, denn das ‚So-Tun' ist so sicher ein Akt der

Tapferkeit wie einst unser kindliches Pfeifen oder Singen auf dunkler Treppe, das umso munterer klang, je mehr wir uns fürchteten.«

Wahrscheinlich denken viele bei diesem Verhalten auch an ihre Tiere, die sich aufplustern, imponieren, obwohl sie eigentlich Angst haben, aber das Verhalten hilft und ist insofern weise.

Eine Freundin von Margot Benary-Isbert bekennt sich zu einem »tapferen Pfeifen im Abenddunkel«, mit dem sie das Abenteuer des Alterns besteht.

Und wenn ein Tier uns dabei begleitet, ist das Abenteuer um so reizvoller, um so besser zu bewältigen.

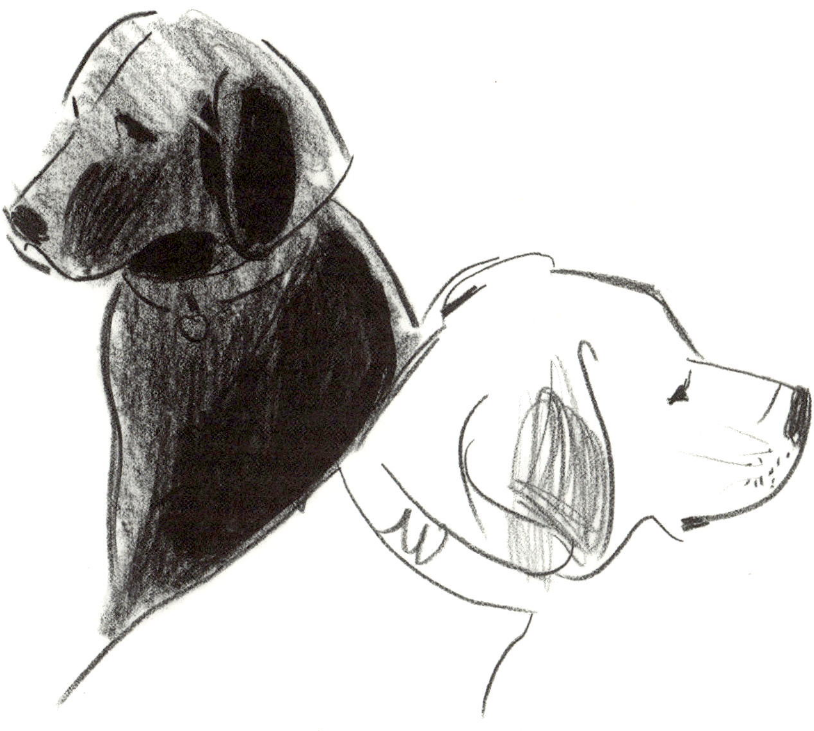

9.

Wenn Tiere trauern

Können Tiere trauern?
Fürchtet das Tier den Tod?
Suchen Tiere den Tod?

Tiere trauern

Tiere trauern.
Tiere trauern um Tiere, um Menschen, Tiere trauern mit Menschen,
Tiere trauern aus Verzweiflung.

Dass Tiere Gefühle haben und die Trauer dazugehört, ist für alle, die mit Tieren zusammenleben, die Tiere beobachten und kennen, kein Zweifel.

Wir können uns das Trauern der Tiere genauso vorstellen wie das Trauern der Menschen und oftmals empfinden die Tiere ihren Schmerz noch tiefer.

Menschen sind nicht die empfindungsfähige, alleinige Krone der Schöpfung und Tiere sind nicht die empfindungslosen Kreaturen. Behavioristische Theorien, die die Gefühle der Tiere abstreiten, und sie alleine als Reflex, Reaktion, Instinkt erklären wollen, sind unhaltbar und unwissend. So eine Art des Menschendenkens ist für die Menschen bequem, die sich ein ruhiges Gewissen verschaffen wollen, wenn sie Tiere zu ihrem Vergnügen missbrauchen, wenn sie sie jagen, einsperren, in Masse züchten, in Qualzüchtungen deformieren, zu Versuchszwecken massenhaft verbrauchen.

»Doch spätestens seit Darwin wissen alle, dass es in der Natur einen Gegensatz zwischen Menschen und Tieren nicht gibt, sondern nur die allgemeine Verwandtschaft und folglich Wesensähnlichkeit. Also dürfen, ja müssen wir zu Recht von unseren eigenen Emotionen auf die entsprechenden Gefühle von Tieren schließen. Wenn unser Hund uns an der Haustür mit Springen und Jaulen begrüßt, dann dürfen wir dieses Verhalten auch als seine ganz persönliche Freude über das Wiedersehen mit uns verstehen.« Diese Ansicht vertreten

Jeffrey Masson und Susan McCarthy in ihrem Buch »Wie Tiere fühlen«, das zuerst unter dem Titel »Wenn Tiere weinen« erschien.

Wenn Tiere apathisch sind, zu nichts mehr Lust haben, niedergeschlagen erscheinen, dann sind sie traurig, dann trauern sie.

Tiere können so verzweifelt sein, dass sie ins Trauern verfallen.

Schweine sind hochintelligente und sensible Tiere, die durch widrige Bedingungen der Massentierhaltung in einen Trauerzustand geraten.

In »Endzeit für Tiere« berichten Sina Walden und Gisela Bulla, dass die Tiere, wenn sie aufgrund des zu geringen Platzes nicht in der bevorzugten Seitenlage schlafen können, also nie entspannen können, wenn Stroh fehlt, der Boden zu kalt und hart ist, eine Verhaltensstörung zeigen, die als Trauern bezeichnet wird. Das intelligente Schwein verfällt bei dem stumpfsinnigen Leben in depressive Trauer. Es sitzt für lange Dauer in einer atypischen Sitzhaltung, mit gesenktem Kopf und geschlossenen Augen.

Manche Tiere nehmen aus Trauer keine Nahrung mehr zu sich. Die Rheinische Post berichtete im November 2004 in dem Artikel »Tierisch traurig« von einem Delfinmännchen, das nach dem Tod seiner Partnerin das Futter verweigerte. »Nach drei Tagen ohne Nahrung starb es jämmerlich. Bei der Autopsie des Delfins fanden die Forscher ein Magengeschwür. Es war in Folge des Trauerfastens durchgebrochen.«

Im gleichen Artikel wird eine Affenforscherin angeführt, die sicher ist, dass ein Schimpansenkind nach dem Tod seiner Mutter »aus Kummer« starb, denn vom Alter her wäre es in der Gruppe selbständig lebensfähig gewesen.

Es kommt auch vor, dass ein Tier aus Trauer um den Verlust des Menschen, an den es sich gebunden hat, seine vitalen, lebenserhaltenden Impulse verliert.

»Ist ein Tier zu eng an einen Menschen gebunden, kann es ebenfalls unter heftigen Gefühlsproblemen leiden, sobald es diese Bezugsperson verliert. Nicht selten ist zu beobachten, wie Tiere, wenn ihr gewohnter Ernährer abwesend ist, passiv werden, sich stark auf den eigenen Körper konzentrieren, manchmal so sehr, dass sie sich selbst Wunden zufügen (durch Wundlecken, herausreißen von Nägeln), an Immunproblemen leiden oder ihren Fressinstinkt verlieren und schließlich vor Hunger sterben.« So ist in »Tiere und Menschen« von B. Cyrulnik, K.L. Matignon, F. Fougea zu lesen.

Viele Vögel sind von früh an auf einen anderen Vogel oder auf einen Menschen geprägt. »Wenn ein Vogel stark auf die Person fixiert ist, die ihn füttert, verhungert er, wenn sie kurze Zeit nicht da ist. Tatsächlich stirbt er aus Kummer.« Und weiter erklären Pasqal Pieq, Jean-Pierre Digard, Boris Cyrulnik, Karine Lou Matignon in »Die schönste Geschichte der Tiere«: »Wenn das Wesen, auf das die Prägung erfolgt ist, verschwindet, ist die Welt des Vogels plötzlich auf brutale Weise leer, also lässt er sich sozusagen sterben.«

Das Schwein hat keine Chance, seiner Verzweiflung zu entgehen. Tiere, die ins Tierheim abgeschoben werden, die mit der Trennung von ihren Menschen die Welt nicht mehr verstehen, weisen oft ähnliche apathische Trauerreaktionen auf.

Tiere können wie auch Menschen passiv trauern, sich der absoluten Hilflosigkeit und Aussichtslosigkeit ergeben. Wenn sie die unerträgliche Situation nicht ändern können, so bleibt manchmal keine andere Wahl, als sie aktiv zu beenden, wenn die Tiere Gelegenheit dazu haben. Einige Geschichten berichten davon, dass Tiere sogar Selbstmord begehen, um einer für sie traurigen, aussichtslosen Situation zu entkommen oder die Traurigkeit nicht mehr ertragen zu müssen.

Tod oder Selbstmord?

Als das Paar sich trennte, behielt sie zunächst die gemeinsame Collie-Hündin Tracy. Tracy war nett, folgsam, aber nicht mehr so fröhlich, wie sie sie kannte. Lag das an der Stadtwohnung? Dann nahm er Tracy zu sich, da sie auf dem Bauernhof besser aufgehoben sei. Tracy war nett und freundlich, schien aber nie so zufrieden wie damals, als sie mit beiden Menschen zusammen sein durfte. Ein kleines Highlight gab es in ihrem neuen Leben. Jeden Morgen lief sie auf der Hofzufahrt dem Mitarbeiter des Hofes entgegen, wenn dieser pünktlich wie ein Uhrwerk angefahren kann. Eines Morgens wartete die Hündin nicht, lief weiter bis zur Hauptstraße und schnell und zielgenau in ein Auto. »Sie wollte nicht mit einem von uns alleine leben. Ihr Verhalten war kein Zufall«, ist ihre Besitzerin überzeugt. Sie quält sich mit der Vorstellung, kann sich aber das Verhalten des Hundes nicht anders erklären, als mit dem Argument, dass Tracy Selbstmord beging, weil sie die Trennung ihrer Menschen nicht überwinden konnte.

Eine Geschichte von Selbstmord aus Verzweiflung in Jeffrey Massons Buch »Hunde lügen nicht« handelt von einer »Terrierhündin, die so unglücklich war, in einer neuen Familie leben zu müssen, dass die sich mitten auf eine befahrene Straße legte und überfahren wurde. Alle, die die Geschichte beobachtet hatten, waren der Ansicht, die Hündin habe genau gewusst, was sie tat, und sich vorsätzlich so verhalten.«

Dass Tiere aus Trauer um ihre Menschen den Freitod wählen, bewegte schon die den Tieren verbundenen Menschen in früher Zeit.

Aelian, geborener Römer, lebte um 200 n. Chr. und schrieb in griechischer Sprache folgende Geschichte:

»Als den syrakusanischen Hirt Daphnis durch die Nymphe sein vielbesungenes Schicksal ereilte und seine fünf Hunde, Sanos, Podargos, Lampas, Alkimos und Theon, das Leid ihres Herrn sahen, wählten sie, nach vielem Wehgeheul und lautem Jammer, aus Liebe zu ihm den Tod.«

Suchen Tiere aktiv den Tod, wie sollen wir es dann anders deuten als Selbstmord, als eine selbst bestimmte Beendigung des Lebens.

Trauer und Kummer können zum Tode führen. Das kann aktiv oder passiv verlaufen.

Tiere trauern um Menschen

Dem Komödiendichter Eupolis wurde ein Hund geschenkt, den er nach dem Namen des Gebers Augeas nannte. Er liebte diesen Hund und dieser war ihm ein treuer Begleiter und Wächter. »Später starb Eupolis zu Ägina und wurde dort begraben. Da betrauerte ihn der Hund und beweinte ihn nach der Weise der Hunde, härmte sich dann in Traurigkeit und Hunger ab und überlebte seinen Ernährer und Herrn nicht, da ihm jetzt das Leben verhasst geworden war. Und zum Andenken an dieses Ereignis wird der Ort Hundetrauer genannt.« Auch das ist ein Zitat von Aelian aus Jost Perfahls »Wiedersehen mit Argos«.

Durch die Medien ging im Jahr 2004 die Geschichte von einem Mischlingshund im australischen Brisbane. Eine Woche lang hat er die Leiche seines Besitzers bewacht und soll nun gemeinsam mit ihm verbrannt werden. Der zwölf Jahre alte Hund Jess sei nicht für eine Pflegefamilie geeignet, so der australische Tierschutzbund. Das Tier hatte auf der Leiche seines Besitzers gelegen und die Sanitäter angegriffen, als sie den Körper abtransportieren wollten. Jess sei völlig auf seinen Herrn fixiert gewesen. Deshalb bliebe als einzige Möglichkeit das Einschläfern und Verbrennen mit seinem Herrn.

Kein anderes Tier trauert so sehr um seinen toten Menschen wie der Hund, bestätigt Susanne Fischer-Rizzi in »Tierverbündete«.

»Zahleiche, teilweise auch dokumentierte Geschichten aus allen Kulturen berichten von Hunden, die ihre zweibeinigen Freunde noch Jahre nach deren Tod in selbstloser Ergebenheit betrauerten. Die vielleicht bekannteste trug sich in Edingburgh zu. Der Schäfer John Gray besaß einen Skyeterrier namens Bobby. Dieser begleitete ihn regelmäßig, wenn er den Markt besuchte und sich im nahen Gasthaus eine Stärkung genehmigte. Als Gray 1858 starb und auf dem dortigen Friedhof beigesetzt wurde, wich Bobby vierzehn Jahre lang nicht von seinem Grab. Nur zur Mittagszeit verließ er kurz seinen Posten, um im nahen Gasthof, wo auch sein Herr eingekehrt war, etwas zu fressen. Von seiner erstaunlichen Treue ergriffen, wurde ihm zu Ehren nach seinem Tode an der Friedhofspforte ein Denkmal errichtet.«

Als der alte Herr nach langer, schwerer Krankheit zu Hause starb, waren alle um ihn herum, die ganze Familie. Auch die Hunde. Und plötzlich stießen sie ein schauriges Heulen aus, heulten minutenlang in den dunklen Novembermorgen. Die Nachbarn im Dorf wussten sofort: Jetzt ist der alte Herr tot.

Nicht immer muss Trauer ein tödliches Gefühl sein. Oft drückt es sich in einem apathischen Verhalten des Hundes oder der Katze aus, die ihre Menschen verloren haben. Die Tiere fressen nicht, sind scheu und antriebslos, werden unsauber, streunen.

Doch die Trauer ist wie bei Menschen das Muss des Umgewöhnens.

Wie Menschen suchen Tiere nach einer neuen Orientierung, sie müssen ihr Verhalten, ihre frei gewordenen Gefühle neu, auf ein anderes Lebewesen ausrichten.

Viele Tiere, deren Menschen gestorben sind, lernen jedoch irgendwann um, sind fähig, anderen Menschen wieder ihre Zuwendung zu schenken und lassen sich erfolgreich in ein neues Zuhause vermitteln.

Tiere trauern um Tiere

Hatte die Mischlingshündin Dinah von ihrem Gefährten Benny, einem Golden Retriever, Abschied genommen? Einen Tag vor seinem Tod begleitete sie ihn zum Tierarzt. Im Wartezimmer ging sie zu Benny, leckte sanft seine Schnauze. Dann legte sie sich einige Meter entfernt von ihm hin und schlief ein. Sie zeigte keine weiteren Emotionen. War das ihre Lebensklugheit, die Weisheit, die Dinge des Lebens hinzunehmen, die man nicht ändern kann?

Trauerte sie nicht sichtbar, weil Benny selbst keine Angst, keine Todesangst zeigte?

Zeigte sie sich nicht tiefer bewegt, weil sie zwar mit Benny zusammen in einem Haushalt lebte, aber ihre eigentlich wichtigen Gefährten ihre Menschen sind?

Einige Jahre später erlebte Dinah den Unfalltod ihrer Gefährtin Joucka. Wieder nahm sie das Unabänderliche hin, wie man das, was man nicht ändern kann, hinnehmen sollte. Ihre Menschen beobachteten:

»Dinah ist ganz lieb, ganz gefasst, ganz in sich gekehrt. Sie weiß, was geschehen ist.«

Doch nach der anfänglichen Schockstarre schien die sensible Hündin ihre Kameradin zu vermissen. Oder spürte sie die Trauer ihrer Menschen, trauerte mit ihnen, litt sie unter dem Verlust, da sie wahrnahm, wie verzweifelt ihre Menschen waren? Jedenfalls verlor sie ihre Lebensfreude. Sie lahmte, wollte oft nicht gehen, blieb einfach stehen, wenn sie sich auf kürzestem Wege gesäubert hatte? Sobald ihr Frauchen schluchzte, eilte sie herbei, ob im Wald, ob zu Hause, ob irgendwo und schaute voller Sorge, war voller Trauer ... Es dauerte über zwei Monate, bis sie wieder fröhlich über die Wiese tobte. Die Trauer der Menschen hielt an. Also war sie nicht nur Reflex, Seismograph, sondern sie erlebte ihre eigene Trauer. Und noch ein Jahr nach Jouckas Tod schreckt Dinah auf, wenn ihr Frauchen sich schnäuzt, prüft mit großen Augen ob alles ok ist. Sie hat die Trauer, den Schmerz ihres Menschen nicht vergessen.

Ob ein Hund oder eine Katze eher Menschen-bezogen oder eher Hunde- bzw. Katzen-bezogen ist, das wird meist im Leben des Tieres festgelegt, und durch so eine »frühe Liebe« kann es auch dazu kommen, dass ein Pferd trauert, wenn seine Stallziege stirbt, oder dass ein Affe seine Katze vermisst.

»Ein extremes Beispiel ist Koko, ein Gorillaweibchen, dem die Benutzung der amerikanischen Zeichensprache beigebracht wurde. Vor einigen Jahren schlich sich ein Kätzchen in Kokos Gehege, und Koko adoptierte es. Als die Katze bei einem Verkehrsunfall ums Leben kam, war Koko völlig verstört. Mit Hilfe der Zeichensprache bat sie uns um eine Katze, die sie dann auch bekam. Kokos Besitzer wählte eine Manx-Katze, denn das war offensichtlich die Katze, die Koko beschrieb. Sie entschieden sich für ein sechs Wochen altes Kätzchen, weil sie wussten, dass Katzen in diesem Alter, wie die Vorgängerin, Koko als Bezugsfigur annehmen konnten.« (aus Bruce Fogle, »Games Pets Play«)

Die Schäferhündin Baffy hatte den ehemaligen Polizeidiensthund Igor zu ihrem Gefährten bekommen, als sie etwa ein Jahr alt war. Sie hatte sich an ihm orientiert, von ihm gelernt, durch ihn Selbstsicherheit gewonnen. Zwei Jahre lang war sie mit ihm zusammen, als Igors Altersbeschwerden so belastend wurden, dass seine Menschen ihn einschläfern ließen. Sie begruben ihn im Garten, Baffy beobachtete, was geschah. Drei Wochen lang besuchte sie das Grab, vergaß zu fressen, lag apathisch herum. Trauerte sie um ihren Gefährten oder trauerte sie mit ihren Menschen? Beide Annahmen sind wohl zutreffend. Wie oft gingen oder blickten ihre Menschen zu Igors Grab?

Als ihre Menschen wieder Spaß an langen Spaziergängen mit der Hündin verspüren, springt Baffy ausgelassen ihrem Ball hinterher. Ihre Menschen fühlen sich froh und mit Igors Ende versöhnt, denn sie spüren, sie haben dem verdien-

ten Hundegreis einen wunderschönen Lebensabend ermöglicht und geben nun seiner Gefährtin ihre ganze Zuneigung.

Wie nehmen Tiere den Tod anderer Tiere wahr?

Die Frage »Haben Tiere ein Bewusstsein für den Tod?« beantworten Pasqal Pieq, Jean-Pierre Digard, Boris Cyrulnik, Karine Lou Matignon in »Die schönste Geschichte der Tiere«:

»Sie sehen den toten Körper eines anderen Tieres, können sich aber den Tod nicht im Zeitgefüge vorstellen.

Die Wahrnehmung des Todes unterscheidet sich außerdem von Art zu Art. Insekten trampeln einfach über ihre toten Artgenossen hinweg, während Affen und Elefanten durch den Tod eines der ihren so aus der Bahn geworfen werden können, dass sie fast daran sterben. Sie beginnen sich den Tod vorzustellen.

Tiere, die geschlachtet werden, erleben den Tod aus physiologischer Sicht. Die Gerüche, die Schreie und die Ängste der Artgenossen, die sie wahrnehmen, verstärken ihre eigene Angst und beschleunigen ihren Puls. Deshalb versuchen auch viele von ihnen zu fliehen.«

Wie sehr Tiere um andere Tiere trauern, wie sehr sie sie vermissen, ist eine Frage der Sympathie, der Zuneigung der Tiere untereinander. Das ist wie bei uns Menschen.

Elizabeth Marshall Thomas, Verhaltensforscherin und Schriftstellerin, schildert, wie sehr Fatima, eine ihrer Hündinnen, unter der Veränderung litt, die mit der Husky-Hündin Maria vor sich ging, als diese Krebs bekam. »Sie bewachte sie während ihrer Krankheit, und als ich Maria zum letzten Mal zum Tierarzt brachte, versuchte Fatima, sie zu retten und kam mit ins Auto. Als ich versuchte, sie hinauszujagen, sprang sie auf den Rücksitz. Ich öffnete die Hecktür und griff nach ihr, da sprang sie wieder nach vorn. Als ich sie endlich aus dem Auto heraus hatte und schnell losfuhr, lief sie hinter mir her. Im Rückspiegel sah ich sie die Straße hinunterjagen, wie ein Blatt im Herbstwind.«

Als nur noch die Hündin Fatima von Elizabeth Marshall Thomas' Hunden übriggeblieben war, verhielt Fatima sich anders. Ihre Sympathie galt alleine Maria. »Dann lebte Fatima allein weiter. Ich habe Hunde gekannt, die ihren toten Besitzer suchten oder riefen oder auf sie warteten, aber Fatima tat beim Tod ihrer Gefährten nichts dergleichen.«

Elizabeth Marshall Thomas beobachtete unterschiedliche Reaktionen ihrer Hunde, wenn ein Hund aus ihrem Rudel starb. Nach dem Tod ihres Hundes Zooey ereignete sich folgendes:

»Es war ein warmer dunstiger Herbstabend, und ich dachte daran, dass jetzt ein neues graues Gesicht ins Jenseits eingegangen sei, als ich bemerkte, dass die übrigen Hunde, so gut es ging, zusammensaßen und mich schweigend beobachteten, einige von innerhalb und einige von außerhalb des Zauns. Also ging ich zu ihnen hin und ließ mich von ihnen beschnüffeln.«

Hat der Tod einen charakteristischen Geruch?

»Oder erkannten die Hunde an meinem Gesicht, dass etwas passiert war? Ich weinte nicht, obwohl ich sicherlich traurig war. Hunde können selbst die kleinsten Veränderungen im Verhalten des Menschen erkennen, und ihre Fähigkeit zur Einfühlung hilft ihnen, das Geschehene zu deuten. Wo konnte Zooey denn sein? Auf jeden Fall müssen die Hunde, was sie auch immer gewittert oder aus meiner Erscheinung abgelesen haben mögen, auf die Idee gekommen sein, dass Zooey weit weg sei. Nicht lange, nachdem ich sie verlassen hatte, begannen sie zu heulen, und sie heulten, immer wieder neu an- und absetzend, die ganze Nacht.«

Elizabeth Marshall Thomas hatte einen ihrer Hunde, der an einer schweren Arthritis litt, einschläfern lassen. Als sie nach Hause kam, zeigte sie den anderen Hunden sein Halsband. Die Hunde beschnüffelten es und erforschten alle Düfte, die ihre Besitzerin an Händen und Kleidern hat. »Während wir noch in dem kalten, hellerleuchteten Raum standen, begannen die Hunde einen Duft zu verströmen. Es war ein Geruch nach Hund, nach nassem Hund, moschusartig und durchdringend, und er stieg wie eine Wolke kalten Dunsts von einer oder beiden Dingoschwestern auf, drang durch ihr Fell und wurde stärker und stärker, bis der ganze Raum davon erfüllt war. Ich hatte noch nie etwas Derartiges erlebt und hatte keine Ahnung, was vorging. Ich weiß es bis heute nicht. Doch als wir dastanden und uns schweigend ansahen, in dem kalten Raum, in der überwältigenden Duftwolke, da ging mir auf einmal durch den Kopf, dass Tod und Geruch zusammengehören, nicht als Verwesung, sondern im Sich-Erinnern – zumindest bei Hunden.« Sie fand keine Erklärung für das Verhalten. »Aber, interessanterweise, reagierte ich darauf: die Härchen auf meiner Haut standen zu Berg.«

Tiere trauern um ihre Gefährten, ob diese nun Tiere oder Menschen sind. Die Trauer ist umso intensiver, je inniger die Beziehung ist.

Der Wissenschaftler Marcy Houle hatte monatelang das Wanderfalkenpärchen Jenny und Arthur in den Rocky Mountains beobachtet und ihre Geschichte in »Wings for My Flight« niedergeschrieben. Eines Tages kehrte Jenny von einem Flug nicht mehr zurück, und Arthur wartete und trauerte. Schließlich gab Arthur einen durchdringenden Laut von sich, »einen Schrei, wie das Aufheulen eines verwundeten Tieres, den Schrei der leidenden Kreatur.« Marcy Houle ist sicher: »Die Trauer in diesem Aufschrei war nicht zu verkennen; nachdem ich diese Erfahrung gemacht habe, zweifle ich nicht mehr daran, dass ein Tier Empfindungen haben kann, die wir gern für uns Menschen reservieren würden.«

10.

Abschiednehmen ist wie ein bisschen sterben

Warum fürchte ich den Verlust
Was fehlt? Warum dieser Schmerz?
Die Leere
Der Rückblick
Die Endgültigkeit
Der Mensch muss ein Kapitel schließen

Du gehst fort und ich bleib da

Zurückgelassen, alleine, ist der Mensch gezwungen, Abschied zu nehmen, loszulassen. Das ist unendlich schwer, wenn uns ein Mensch verlässt. Das tut sehr weh, wenn es das Tier ist, das uns jahrelang begleitet hat.

Die Zeit des Abschiednehmens ist immer ein Zurückblicken auf die gemeinsame Zeit mit dem nun toten Tierfreund. Abschiednehmen meint eine Analyse der Vergangenheit und vor allem der Gegenwart, ein Erkennen des Verlustes, aber auch der Bereicherung, die unser Leben erfahren hat.

Das Ergebnis des Abschiednehmens ist das Loslassen.

Loslassen meint nicht Vergessen. Loslassen meint Freiwerden für neues Leben. Loslassen meint, dankbar sein können, für die gemeinsame Zeit.

Wer ein geliebtes Tier verliert, muss unwiderruflich Abschied nehmen.

Der Tod unseres Tieres setzt einer meist herzlichen Beziehung ein Ende.

Ungefragt und manchmal auch unvorhersehbar trennt der Tod einen Teil unseres Lebens ab. Wir zurückbleibenden Menschen erleben den Schmerz einer endgültigen Trennung, spüren die Leere, denn unsere Tiere fehlen uns in jeder Phase unseres Lebens nach deren Tod.

Stirbt unser Tier, ist es nicht nur die Trennung von ihm selbst, die uns belastet. Wir werden ohne das geliebte Wesen weiterleben. Der Abschied bedeutet auch das Sich-Trennen-Müssen von Gewohnheiten, die wir mit diesem Tier entwickelt hatten, das Abschließen eines meist mehrjährigen Lebensabschnitts.

Der zurückbleibende Mensch erkennt beim Abschiednehmen, Zurückblicken, dass das Tier sein Leben in ganz bestimmte Bahnen gelenkt hat. Er hat viele Entscheidungen ausschließlich wegen seines Tieres getroffen, hat bestimmte Menschen und auch Tiere durch sein Tier kennen gelernt, wohnt vielleicht wegen des Tieres in einer bestimmten Weise, an einem bestimmten Ort, hat bestimmte Lebensgewohnheiten entwickelt.

Als Cathy ging, wusste sie, dass dieser Hund ihr ganzes Leben geprägt hat, in neue Bahnen gelenkt, neue Wege, Möglichkeiten erschlossen hat. Durch diesen Hund hat sie viele wunderbare Menschen kennen gelernt, aber vor allem Monika. Das Mädchen, das kam, um den Hund auszuführen und blieb. Zehn Jahre im Haus und auch später immer an ihrer Seite. War es Zufall, Schicksal, Fügung?

Ein Tier kann seine Menschen so nachhaltig prägen, dass bestimmte Verhaltensweisen auch nach dem Tod des Tieres weitergeführt werden.

Sie geht auch heute noch, mehr als zehn Jahre nach dem Tod ihrer silberweißen Katze, immer in einer bestimmten Wegführung von der Diele in die Küche, um den Schlafplatz ihrer damaligen Katze nicht zu stören.

Es mag sein, dass dem Menschen das bisherige Leben so gefallen hat, wie es war. Es mag sein, dass er Einschränkungen auf sich genommen hat, weil der alte Hund die Treppe nicht mehr steigen konnte, kürzer, aber häufiger ausgeführt werden musste, vielleicht auch inkontinent wurde oder eine spezielle Nahrung brauchte.
Es mag sein, dass der Mensch sich schon so manches Mal vorgestellt hatte, anders zu leben, aber aufgrund seines tierischen Gefährten bei der vertrauten Lebensweise geblieben ist – hat er etwas versäumt?

Ob er so oder so empfindet, der Abschied von seinem Tier, das Alleingelassen-Sein, das Zurückbleiben, das Loslassen-Müssen bedeuten eine Belastung, deren Schwere von der Enge der Beziehung abhängt und natürlich auch davon, wie es zu dem Abschied kam. War es der Tod nach einer Krankheit, durch einen Unfall, mussten wir das Tier abgeben, ist es entlaufen?

Wie geht der Mensch mit dem endgültigen Abschied um?
Was fehlt?
Das Tier hat eine Rolle in unserem Leben gespielt, eine Funktion übernommen, genau darum fehlt es jetzt.
Es war der fröhliche Begleiter, der treue Freund, der gute Geist, der einfach da war. Immer.

Jahre sind sie diesen Weg gegangen und immer haben sie die Bahn an jener Stelle überquert, der alte Herr und die beiden Hunde aus der Nachbarschaft. Er führte die Hunde aus, sich zur Freude und den Nachbarn zum Gefallen, denn das Frauchen war behindert. Was für eine Freude, wenn er zurückkam und die Dame im Rollstuhl von den Hunden stürmisch begrüßt wurde. Vor ein paar Tagen wurde einer der Hunde, der Jüngere, vom Zug überfahren. Er hatte das Pfeifen der Lokomotive missverstanden, war auf die Gleise gerannt und hat dort den Zug erwartet. Der alte Mann geht nicht mehr und die Frau im Rollstuhl kann der Verlust nicht fassen, nicht verschmerzen. Es ist zu grausam.

Der alleingelassene Mensch muss eine Tür schließen, fähig werden, die Verletzung der Trennung zu überwinden. Glücklich ist der Mensch, der mit einem Gefühl der Freude, einen guten tierischen Freund gehabt zu haben, weiterlebt.

Abschiednehmen kann als eine Erleichterung erfahren werden. Ist ein Tier schwer krank, leidet es unter seinem Alter, dann wird sich, auch wenn man noch traurig ist, schon bald nach dem Tod des Tieres die vernünftige Einsicht, dass der richtige Zeitpunkt für das Lebensende des Tieres erreicht war, durchsetzen.

Verunglückt ein Tier tödlich, kann die Frage des »Warums« – warum musste das Tier sterben – keine Erleichterung bringen. Im Gegenteil. Der Tod kann nicht als Erlösung angesehen werden. Und dann sind da immer wieder die schrecklichen Bilder, das Quietschen der Reifen, das Rattern des Zuges, der Aufschrei des Tieres, die eigene Hilflosigkeit, die tiefe Verzweiflung ...
Doch es nützt nicht, sich gegen Unabänderlichkeiten zu wehren und sie umdeuten zu wollen.

Noch mehr gilt das, wenn ein Tier einfach verschwindet, wenn sein Schicksal ungewiss bleibt.

Wie kann ich Abschied nehmen, wie kann ich loslassen, wenn ich nicht einmal weiß, ob das vermisste Tier noch lebt oder nicht mehr lebt, wie es gestorben ist, ob es tot ist, ob es leidet, ihm Schmerzen zugefügt werden, in welche Fänge es womöglich geraten ist. So lange die Hoffnung auf ein Wiedersehen in diesem Leben in mir nicht erloschen ist, ich nicht weiß, ob das verschollene Tier mich vermisst, so lange ich noch immer so denke, als ob es lebte, gibt es kein Entrinnen, keine Ruhe, keinen wirklichen Abschied. Dann fällt das Loslassen besonders schwer.

Aber irgendwann müssen wir Abschied nehmen und die Gegebenheiten und Endgültigkeiten des Lebens akzeptieren.

»Gott gebe mir die Gelassenheit, Dinge hinzunehmen, die ich nicht ändern kann, den Mut, Dinge zu ändern, die ich ändern kann,
und die Weisheit, das eine vom anderen zu unterscheiden.«

So formulierte Friedrich der Große seine Erkenntnis.

Um dieses Erkennen der Situation geht es beim Abschiednehmen.

Mit einer solchen Einstellung lässt sich der Abschied sicherlich leichter bewältigen.

Abschied nehmen ist schwer

Stress wird durch Veränderungen im Leben hervorgerufen. Meist sind es Veränderungen, die negativ, bedrohlich empfunden werden – obwohl auch positive, erfreuliche Veränderungen Stress auslösen können.

Ein Klassiker unter den Stress-Tests ist die Skala der beiden Psychiater Professor Dr. Thomas Holmes und Richard Rahe an der Universität in Washington. Erlebnisse, Lebensveränderungen stuften sie nach ihrer stressauslösenden Intensität auf einer Skala ein.

Die Lebenssituation, die den heftigsten, am stärksten belastenden Stress verursacht, ist demnach der Tod des Ehepartners. Dieser Stressfaktor wird mit der Zahl 100 bewertet. Mit 73 Punkten gewichten sie die Scheidung, mit 65 Punkten die Trennung vom Ehepartner und mit 63 Punkten die Belastung durch einen Gefängnisaufenthalt. Der Tod eines nahen Angehörigen stellt nach dieser Skala einen Stressfaktor mit 63 Punkten da und rangiert an 5. Stelle.

Wir können den Tod des Haustieres mit dem Tod eines nahen Angehörigen vergleichen, für einige Menschen wiegt er sogar noch schwerer.

Den Tod eines nahen Freundes setzen Holmes und Rahe auf den 17. Rang mit 37 Punkten.

Der Tod unseres Haustieres trifft uns besonders, weil es tagtäglich um uns war, weil wir es jetzt in vielen Situationen unseres täglichen Lebens vermissen. Der Tod unseres Tieres umfasst darum noch weitere Stressfaktoren:

Veränderte Lebensumstände (25 Punkte), Änderung persönlicher Gewohnheiten (24 Punkte), veränderte Freizeitgestaltung (19 Punkte). Da unser Tier ein Familienmitglied ist, sind wir, wenn es vor seinem Tod krank ist auch durch die Änderung des Gesundheitszustandes eines Familienmitgliedes belastet, und diesem Stressfaktor geben Holmes und Rahe 44 Punkte.

Vielleicht haben wir bedingt durch die Sorge um unser Tier auch unsere Schlafgewohnheiten (17 Punkte) und unsere Essgewohnheiten geändert (15 Punkte).

Die Stressfaktoren können sich so schnell auf 150 bis 200 Punkte summieren. Auch wenn diese Punkte auch nur grobe Anhaltswerte und nur bedingt zu verallgemeinern sind, zeigen sie, dass ein Mensch, der seinen Tierfreund verliert, in eine sehr belastende Lebensphase geraten kann. Er ist gefordert, den Verlust und die Veränderung zu verarbeiten.

Zu bedenken ist: Ein Leben ohne »Stresspunkte« ist nicht möglich, alleine deshalb nicht, weil es im Leben immer auch ums Sterben und Abschiednehmen geht.

»Wenn das Gefühl der Sicherheit auf dem beruht, was man hat, dann ist Angst vor dem Verlust des Besitzes die unausweichliche Folge«, schlussfolgerte Erich Fromm, der erfahrene Psychoanalytiker und gedankenreiche Beobachter der Menschenwelt, in seiner Gesellschaftsanalyse »Haben oder Sein«:

Betrachten wir das Leben als Besitz, dann fürchten wir das Sterben, weil wir Angst haben, das Leben zu verlieren.

Erich Fromm: »Es gibt nur einen Weg, diese Angst wirklich zu überwinden. Buddha, Jesus, Meister Eckhart haben ihn uns gelehrt; sich nicht an das Leben zu klammern, es nicht als einen Besitz zu betrachten.«

Wir können kein Leben festhalten, das eigene nicht und das der uns lieben Wesen nicht. Irgendwann müssen wir sie loslassen. Wir können nur jeden Augenblick des Lebens genießen und intensiv leben – wie unsere Tiere es uns oft beneidenswert vorleben.

Wovon müssen wir Abschied nehmen?

Stirbt ein geliebtes Tier, dann fehlt dem Menschen so viel, der Freund, der Begleiter, der Partner. Das andere Wesen, das Gegenüber, der Kamerad, der da ist, wenn man nach Hause kommt, der Geborgenheit gibt, es fehlt dem Menschen das Tier, ob Vogel, Katze, Hund oder Hamster.

»Der Tod beendet das Leben, aber eine Beziehung kann dadurch nicht beendet werden,« das erklärt die Äußerung des Sozialpsychologen Morrie Schwartz, warum der Abschied so schwer fällt?

Dem Menschen, der seinen tierischen Kameraden überlebt, fehlt das andere Wesen, in dessen Gegenwart er einfach er selbst sein konnte. Es ist nicht mehr da und hinterlässt eine vielschichtige Leere.

Als sie ihren an Krebs erkrankten Königspudel einschläfern ließ, gestand sie: »Ich habe mein Leben lang Tiere gehabt. Jetzt weiß ich, Lundi war mein letztes Tier in meinem Leben. Wie viele Städte habe ich noch nie gesehen, wie gerne werde ich jetzt häufig ins Theater gehen oder entspannt durch die Geschäfte bummeln, ohne den Gedanken, nun schnell nach Hause, mein Hund wartet. Wie sehr habe ich meine Tiere geliebt, aber wie sehr werde ich von nun an meine neue, bisher nie gehabte Freiheit genießen.« Ihre langjährige Freundin und passionierte Hundehalterin zweifelte: »Du wirst nicht so viel verreisen können und nicht so viele Theaterbesuche machen können, um ohne einen Hund leben zu können.« Ihre Freundin hat Recht behalten. Acht Monate nach dem Tod ihres Lundi hat sie wieder einen vierbeinigen Gefährten und gesteht: »Ohne Tier hat mir etwas gefehlt, etwas, das mir kein anderes Erlebnis und keine noch so schöne Beschäftigung geben kann.«

»Die Beziehungen zu einem Tier sind meist unkomplizierter als zu einem Menschen, und darum von hohem psychischem Wert.

Ein Tier, ob Hund, Katze, Vogel, ist gut gegen Niedergeschlagenheit, Schlaflosigkeit, Apathie ... und kann Wunder wirken, »denn in seiner Anhänglichkeit wird Freundschaft und Liebe für den Menschen wieder erfahrbar. Ein Hund z.B. erkennt ganz genau, ob seine Bezugsperson traurig oder fröhlich ist und kann durch sein aufmerksames Beobachten den Kummer lindern. Außerdem verlangt ein Tier Fürsorge. Die regelmäßige Versorgung des Hausgenossen ist eine Aufgabe, die gerade für einsame oder depressive Menschen von therapeutischer Hilfe sein kann. Das Tier vermittelt ihnen das Gefühl, gebraucht zu sein und lenkt sie davon ab, sich nur mit sich selbst und ihrem persönlichen Kummer zu beschäftigen. Auch kann durch die unbedingte Zuneigung des Tieres verloren gegangenes oder gestörtes Vertrauen wieder hergestellt und somit Enttäuschungen positiv aufgearbeitet werden. Beim Hund kommt noch hinzu, dass er seinen Besitzer zwingt, zwei- oder dreimal täglich mit ihm spazieren zu gehen, was wiederum für dessen geistige und körperliche Gesundheit förderlich ist. Schließlich ist er auch ein guter Wächter und Beschützer in der Wohnung und auf den Spaziergängen. Schon Schopenhauer empfahl ‚jedem denkenden und tiefempfindenden Menschen' den Hund als den besten Gesellschafter und Freund ... in der Einsamkeit, denn ‚woran sollte man sich von der endlosen Verstellung, Falschheit und Heimtücke der Menschen erholen, wenn die Hunde nicht wären, in deren ehrliches Gesicht man ohne Misstrauen schauen kann?'«

(aus. Helmut Brackert / Cora van Kleffens, »Von Hunden und Menschen«)

Doris Lessing, Autorin von »Doris Lessings Katzenbuch«, meint, dass wir gar nicht so sehr die menschlichen Eigenschaften in den Haustieren sehen, sondern vielleicht reagiert einfach nur das Tier in uns auf das Haustier.

Fehlt uns also unsere tierische Seite, wenn unser Tier stirbt?

Fehlt uns die Selbstverständlichkeit, mit der unsere Tiere leben, das unverfälschte Verhalten, das Sich-Verstehen ohne Worte?

Die Mönche von New Skete zitieren in ihrem Buch »Wer kennt schon seinen Hund« aus »Die Welt der Stille« von Max Picard, Kulturphilosoph und -essayist:

»Tiere sind Geschöpfe, die Stille in die Welt des Menschen und der Sprache bringen und immer Stille vor dem Menschen niederlegen. Viele Dinge, die von den Worten des Menschen in Unordnung gebracht wurden, werden durch die Stille der Tiere wieder beruhigt. Tiere bewegen sich wie eine Karawane der Stille durch die Welt.

Eine ganze Welt, die Welt der Natur und der Tiere, ist voller Stille. Natur und Tiere scheinen Erhöhungen – der Stille gleich. Die Stille der Tiere und die Stille der Natur würde nicht so groß und erhaben sein, wäre sie lediglich Sprachlosigkeit. Stille ist den Tieren und der Natur als etwas anvertraut worden, das um seiner selbst willen geschaffen wurde.«

Die emotionale Bedeutung unserer Tiere für uns Menschen kann nicht hoch genug eingeschätzt werden.

Ihre ursprünglichen Einsatzgebiete sind für die meisten Haustiere begrenzter geworden. Die Katze wird kaum noch als Mäusefänger fehlen. Der Hund ist kaum mehr Jagdgefährte und nur selten Diensthund. Als Wächter hat er oft noch eine zweitrangige Aufgabe. Als Begleiter jedoch fehlt er in jedem Falle. Wer immer mit seinem Hund spazieren gegangen ist, mag ohne ihn nicht so recht vor die Tür gehen.

Als Behindertenhund hinterlässt er, wenn er stirbt, eine riesige Lücke, die im wahrsten Sinne des Wortes einer Amputation gleichkommt.

Es fehlt die Seele, das Ich, der Lebensmut, die Freude, die Bestätigung, die Aufgabe. Es fehlt der vierbeinige Schutzpatron, die Augen, die sahen, die Ohren, die hörten, die Nase, die tausendmal feiner witterte als die des Menschen, alle Sinne, die dem behinderten Menschen zu Diensten waren in Treue, Liebe, Verantwortung und Hingabe.

Ein Behindertenhund hat ganz andere Qualitäten als der Mensch, der einem Behinderten hilft. Der Behinderte muss den Hund nicht bitten und fragen, ob er Zeit hat, er ist immer für ihn da. Der Hund versteht ihn auch ohne Worte oder durch kleinste Gesten, und das stärkt den Selbstwert des behinderten Menschen. Der Hund tut nicht nur, was der Mensch von ihm will, er freut sich selbst über seine Aufgabe. Der Hund macht seinen Job gern, ist nicht launisch, immer zu einem Spiel, zu einer Hilfe, zu einem Liebesbeweis bereit. Im Gegensatz zu einem helfenden Menschen gibt der Hund dem behinderten Menschen eine Aufgabe. Denn der kann auch etwas für den Hund tun, er füttert ihn, gibt ihm zu trinken, führt ihn aus, spielt mit ihm, ist für ihn da, liebt ihn.

Marjorie Garber erzählt in ihrem Buch »Die Liebe zum Hund« von Georg Pitcher und Ed Cone, zwei Professoren aus Princeton, die eine streunende Hündin mitsamt ihrer sieben Welpen adoptierten. Die Hündin Lupa und Remus, ihr Sohn, wurden zum Mittelpunkt des Lebens der beiden Männer und stehen im Zentrum von Pitchers Geschichte »The Dogs Who Came to Stay« (Die Hunde, die blieben).

»Die Gefühle, die Ed und ich für Lupa hatten, waren paradox«, schreibt Pitcher.

»Einerseits liebten wir sie und sorgten für sie, so wie Eltern ihr Kind lieben und für es sorgen. Andererseits war sie für uns allerdings auch eine Mutterfigur. Ich bin mir nicht ganz klar, was das bedeutet, aber ich bin sicher, dass es wahr ist. Was es bedeutet, ist, denke ich, zum Teil dies: Wir hatten das Gefühl, dass wir, so lange sie da war, auf unerklärliche Weise außer Gefahr waren, wenn auch nicht vollkommen, so doch wenigstens im Auge behalten wurden und insgesamt wohlbehalten waren.«

Tiere geben ihren Menschen das Gefühl von Geborgenheit, verstanden zu werden, Sicherheit, Stabilität, das trifft umso mehr zu, je älter ein Tier ist. Stirbt ein junges Tier, ist sein Besitzer traurig, weil das junge Lebewesen sein Leben kaum entfaltet hatte, weil noch so viel Lebendigkeit in ihm war. Stirbt ein hoch betagtes Tier und erwartet sein Mensch zwar aufgrund des hohen Alters seinen Tod, so kann der Tod in hohem Alter den Abschied doch noch schwerer machen als von einem jungen Tier. Das alte Tier strahlte so viel Erfahrung, so viel Würde aus. Es trug so viel von dem Leben seines Menschen in sich. Mensch und Tier verstanden sich durch unsichtbare Gesten.

Es ist ein enges Band, eine Art Nabelschnur, die das alte Tier mit seinem Menschen verbindet, wenn es eine gute Beziehung war. Und wird diese durchschnitten, dann ist der Schmerz groß.

»Viele Leute beobachten die Würde, die ein betagter Hund besitzt, die beinahe königliche Haltung, die Nachsicht gegenüber den Kapriolen jüngerer Artgenossen. Der Hund ist kein Welpe mehr und auch nicht länger Kindersatz; er nimmt nun einen Rang ein wie ein langjähriger, treuer Gefährte. Doch die Liebe und Zuneigung, die wir für ihn empfinden – und er für uns –, wird dadurch nicht geringer. Wenn wir, wie Konrad Lorenz andeutet, lediglich darauf programmiert wären, bei Tieren die kindhaften Wesensmerkmale zu lieben, würden wir unseren Hund abschaffen, sobald er älter wird. Was uns in den späteren Phasen des Lebenszyklus mit ihm verbindet, ist tiefgründiger und komplexer als ein biologischer Triebmechanismus. Könnte es die Erkenntnis sein, dass wir die Fähigkeit zu emotionaler Tiefe und Intensität mit ihm gemein haben? Vielleicht entdecken wir sogar, dass er uns auf diesem Gebiet haushoch überlegen ist.« (aus: Jeffrey Masson, »Hunde lügen nicht«)

Scheiden tut weh

Gerade bei einem kranken oder sehr alten Tier fehlt dem Menschen durch dessen Tod auch das Gebrauchtwerden.

Die Gefahr, nicht loslassen zu können, ist groß.

Bruce Fogle schildert in seiner Mensch-Tier-Beziehungsanalyse »Games Pets Play« einen extremen Fall einer engen Mensch-Tier-Bindung. Die Menschen meinten, von ihrem Tier gebraucht zu werden, stattdessen brauchten sie ihr Tier.

Dr. Fogle erzählt von einem Rentnerehepaar und dessen Hündin Mitzy. Die beiden hegten und pflegten die alte Pudelhündin, die, so Fogle, mit Würde und Ruhe durchs Leben ging, und mit ihren Augen voller Gelassenheit zu sagen schien: Ich verstehe alles.

Ihre Besitzer nahmen sie überall mit hin. Sie verreisten nicht außerhalb von Großbritannien, weil sie Mitzy ja ohne Quarantäne nicht wieder mit nach Hause bringen konnten. Sie waren immer mit ihr zusammen, stritten beim Tierarzt, wer welches kleine Wehwehchen verschuldet hatte und übertrafen sich in ihrem Lob über das wunderbare Wesen des Hundes.

Selbstverständlich schlief Mitzy auch bei ihren Menschen im Bett. Als sie siebzehn Jahre alt war, wurde sie inkontinent, doch das Problem störte ihre Menschen nicht so, wie man vielleicht vermutet hätte. Dr. Fogle: »'Sie ist meine beste Freundin' versicherten beide mir unabhängig voneinander immer wieder, während der ganzen Zeit, in der ich sie kannte. Als Mitzys Inkontinenz auftrat, machten sie ihr Bett ‚wasserdicht', damit Mitzy weiterhin bei ihnen schlafen konnte. Damit sie weiterhin bei Mitzy schlafen konnten! Das Fußende ihres Bettes war mit einem Gummiüberzug geschützt, auf dem Badetücher lagen, und jeden Morgen entfernten Mitzys Besitzer die nassen Tücher, reinigten die Hündin, damit sie vom Urin nicht wund wurde, und legten frische saubere Tücher auf das Bett.

Mitzy schwand immer mehr, doch tat sie das mit Würde, erfreute sich weiterhin ihres Lebens und war eine gute Gefährtin. Schließlich wurden ihre zahlreichen Probleme überwältigend. Im Laufe der Jahre nahmen ihre Herzgeräusche zu, bis ihr Husten nicht mehr mit Medikamenten zu dämpfen war, ihre Leber vergrößerte sich so, dass sie die Hälfte ihres Bauchraumes ausfüllte, und ihre Bewegungsfähigkeit auf ein Minimum geschrumpft war. Sie verlor Gewicht und zeigte Symptome von Nierenversagen. Ich deutete ihren Besitzern gegenüber an, dass es nun an der Zeit sei, die Hündin gehen zu lassen, dass sie mir erlauben sollten, sie einzuschläfern.

Sie wollten sie nicht loslassen. Sie konnten es nicht. Und Mitzy verlor ihre Würde. Es stimmte mich traurig und bedrückte mich, die Hündin, die ich so geschätzt hatte, auf einen so jämmerlichen Zustand reduziert zu sehen. Schließlich starb sie, fast am Ende ihres achtzehnten Lebensjahres, und ihre Besitzer trauerten tief. Sie weinten sich die Augen aus, als sie mir den Hundekörper brachten und trösteten sich gegenseitig, hielten einander ihre zitternden Hände. Doch ein Jahr später ließen Mitzys Besitzer sich scheiden. In der ganzen Zeit, in der ich sie gekannt hatte, hatten sie ein Spiel gespielt, in dem sie ostentativ behauptet hatten, sie könnten es nicht ertragen, von ihrem Hund getrennt zu sein, könnten nicht ohne sie schlafen, doch in Wahrheit war der Hund das einzige Band, das sie zusammenhielt. Die Fürsorge für ihren Hund überdeckte die Risse in ihrer Ehe, und als sie keinen Hund mehr hatten, für den sie sorgen mussten, wurden die Risse offensichtlich, und die Ehe brach auseinander, trotz all der Jahre der Gemeinsamkeit.

Selbstverständlich ist es nicht immer so eigennützig, einen Hund dermaßen zu verwöhnen. Ich will damit sagen, dass Haustierbesitzer, die behaupten, ‚Mein Hund kann ohne mich nicht leben', eigentlich meinen, ‚Ich kann nicht ohne meinen Hund leben'. Die Gründe, weshalb sie nicht ohne ihren Hund leben können, können eher belanglos sein oder so schwer wiegen wie das Problem, das Mitzys Besitzers hatten.«

Nun, so dramatisch, so schrecklich muss ein Abschied nicht immer verlaufen. Durch den Abschied von einem Tier wird nicht unbedingt alles anders.

Die Geschichte von Mitzys Besitzers hat aber auch etwas Positives: Sie nehmen endlich Abschied von einem Lebensabschnitt, der ihnen beide das Leben schwer machte. Schade, dass Mitzy bis zu einem unwürdigen Zustand durchhalten musste, weil die beiden unterschwellig, unbewusst die Veränderung ahnten und fürchteten.

Positiv ist allerdings, dass sie auf den Tod des Hundes nicht mit der unrealistischen Beharrlichkeit, alles wird immer so bleiben wie es war, reagierten und schnell wieder einen Hund anschafften, der die Spannungen in ihrer Beziehung bis zum bitteren Ende hätte auffangen müssen.

Manche Menschen, so kritisiert Bruce Fogle, brauchen ihre Tiere als Lückenbüßer, beispielsweise um Defizite in menschlichen Beziehungen, wie bei Mitzys Leuten, zu überdecken. Der Abschied vom Tier kann dadurch unüberwindlich sein oder die Konflikte und Probleme endlich offen legen.

Dem Tier gegenüber ist so ein Verhalten unaufrichtig, es geht auf seine Kosten, wenn es die Rolle übernehmen soll, für die kein Mensch da ist. Sicherlich helfen Tiere einsamen Menschen, sind Partner – aber Tiere sollen Tiere mit allen ihren tiertypischen Eigenschaften und ihrer tierischen Würde sein – einer Würde, vor der der Mensch Respekt haben muss und sie nicht missbrauchen darf.

Tiere sind ehrlich, und das sollten auch die Menschen sein.

Bruce Fogle: »Die Anhänglichkeits- und Trennungsspiele, die die Tiere spielen, sind ehrlich, unkompliziert und vertrauensvoll. Sie legen ihre Karten offen auf den Tisch. ‚Ich will gestreichelt werden, weil ich mich dann sicher fühle und ich weiß, dass du meine Leitfigur bist.' ‚Ich will in deinem Zimmer schlafen, weil ich mich sicher fühle, wenn ich bei meinem Rudel bin', ‚Ich werde den Mond anheulen, wenn du mich verlässt, weil ich auf diese Weise meine Gefährten rufe und ihnen mitteile, was läuft.'«

Erfreulicherweise, so stellt Bruce Fogle klar, haben die meisten Menschen, die er kennt, »gute Beziehungen zu ihren Haustieren – logisch, einfühlsam und pragmatisch. Das Tier ist ein Mitglied der Familie, seine Rechte werden respektiert und der einzige Zweck, für den das Tier ‚gebraucht' wird, ist die Freude, die es bereitet.«

Wie lange dauert der Abschied?

Das Abschiednehmen lässt sich nicht in Tagen oder Wochen bestimmen. Der Mensch, der Abschied nimmt, spürt, wann er bereit ist, loszulassen, Trost zuzulassen, neue Perspektiven zu gewinnen.

Dass dem Menschen sein Tier fehlt, dass seine Sinne nicht von jetzt auf gleich ab- und umschalten ist selbstverständlich.

Wie kann ich Abschied nehmen, wenn ich ihr Fell, ihren Körper noch in meinen Händen spüre, ihre Stimme höre, jede ihrer Bewegungen in meinen Augen noch lebendig ist ... Wie kann ich sie vergessen, meine Joucka, wenn ich immer wieder über die Brücke gehe und sehe, wo es passiert ist, die Autos vorbeirauschen höre, den Fleck auf dem Asphalt zu sehen glaube. Jetzt sind fast sechs Monate vergangen, und der Schmerz kommt immer wieder. Obwohl ein neuer, zweiter Hund da ist, den wir sehr lieben ...

In den Stunden, Tagen und Monaten nach dem Tod unseres Tieres kreisen unsere Gedanken und unser Fühlen um das Tier, das nun nicht mehr da ist. Der Trauernde kann sich kaum auf etwas anderes konzentrieren, sieht die leeren Plätze, an denen sich das Tier aufgehalten hat.

Am Anfang des Abschiednehmens überwiegt der Eindruck vom Ende.

Wir leben mit dem letzten Bild von unserem Tier – das hinterlässt manchmal ein schweres, kaum zu überwindendes Trauma.

Im Laufe der Zeit spürt der trauernde Mensch kurze Augenblicke, in denen er den Tod des Tieres akzeptiert, als unabänderlich ansieht.

Die Augenblicke werden häufiger, in denen der Mensch das Leben seines nun toten Tieres in seiner Ganzheit sehen kann, nicht mehr nur das traurige Ende sieht. Wenn er den Tod seines Tieres akzeptiert, wenn er versöhnlich, dankbar, froh auf den Lebensabschnitt mit seinem Tier zurückblicken kann, wieder Lust auf das Morgen verspürt und vielleicht wieder ein Tier in sein Leben holen will. Jetzt hat er Abschied genommen, jetzt kann er loslassen und weitergehen mit der wundervollen Erfahrung, die er mit seinem Tier hatte.

Der Abschied für immer verläuft in einem sich Zurück- und Vorbewegen, in einem Anhalten und schließlich Weitergehen, wie wir es im Kleinen erleben. Genau so als wenn wir uns für nur kurze Zeit von unserem Tier verabschieden.

Wir gehen zur Tür, gehen nochmals zurück, streicheln den Hund, die Katze noch einmal, gehen zur Tür, blicken zurück, bis wir dann endlich gehen.

So ist es auch mit dem Abschied für immer – zurück, vor, noch einmal zurück und plötzlich spüren wir, weitergehen zu können.

Abschiednehmen ist vergleichbar mit der Vorbereitung, die die Zugvögel treffen, ehe sie zu ihrer Reise aufbrechen. Abschiednehmen ist für unsere Gedanken und Gefühle ein Zurückgehen, ein Vorwärtsgehen, ein Zusammenfinden, ein Aufflackern von Erinnerungsbildern, ein Sich-Auflösen und wieder Neu-Formieren und schließlich ein Freiwerden, ein Weiterfließen.

»Es ist eine gefühlsmäßige Bewegung, vergleichbar dem Verhalten der Mauersegler und Schwalben, die sich im September auf den Telefondrähten versammeln, aufgeregt zwitschernd, kurze Flüge einzeln und in Gruppen über die offenen Stoppelfelder unternehmend, zurückkehrend, um längere und immer längere Linien über den gelblichen Wegrändern zu bilden – Hunderte individueller Vögel in wachsender Erregung in Schwärme verschmelzend, und diese Schwärme kommen locker und unordentlich zusammen, um einen großen und unorganisierten Flug zu bilden, dicht im Zentrum und unregelmäßig an den Rändern, der sich teilt und ständig neu formt wie Wolken oder Wellen – bis zu dem Augenblick, wenn der größere Teil von ihnen (doch nicht alle) weiß, dass die Zeit gekommen ist: Sie sind fort und haben wieder einmal diesen großen Flug nach Süden begonnen ...«

(aus: Richard Adams, »Unten am Fluss«, die weltbekannte Saga vom Exodus der Kaninchen in dem Kapitel »Der Aufbruch«)

Etwas Neues kann nur entstehen, wenn wir den Mut haben loszulassen, Stufe für Stufe erklimmen, um neu beginnen zu können.

Stufen:
»Wie jede Blüte welkt und jede Jugend
Dem Alter weicht, blüht jede Lebensstufe,
Blüht jede Weisheit auch und jede Tugend
Zu ihrer Zeit und darf nicht ewig dauern.

Es muß das Herz bei jedem Lebensrufe
Bereit zum Abschied sein und Neubeginne,
Um sich in Tapferkeit und ohne Trauern
in andre, neue Bindungen zu geben.

Und jedem Anfang wohnt ein Zauber inne,
Der uns beschützt und der uns hilft zu leben.

Wir sollen heiter Raum um Raum durchschreiten,
An keinem wie an einer Heimat hängen,
Der Weltgeist will nicht fesseln uns und engen,
Er will uns Stuf' um Stufe heben, weiten.

Kaum sind wir heimisch einem Lebenskreise
Und traulich eingewohnt, so droht Erschlaffen,
Nur wer bereit zu Aufbruch ist und Reise,
Mag lähmender Gewöhnung sich entraffen.

Es wird vielleicht auch noch die Todesstunde
Uns neuen Räumen jung entgegensenden,
Des Lebens Ruf an uns wird niemals enden ...
Wohlan denn, Herz, nimm Abschied und gesunde!«

Hermann Hesse

11.

Trost finden

Wege aus der Trauer
Richtiges Trauern … eröffnet neue Perspektiven
Warum wir uns von der Trauer erholen
Positive Erinnerungen sind wichtig und helfen
Nie mehr ein Haustier, der Abschied war zu schwer?

Trost, um weiterzuleben

Der Tod ist endgültig. Der Trost durch Freunde, Partner, Ereignisse, den Sonnenschein, die Blumen auf dem Felde, die Vögel in der Luft, ein Buch, einen Film … ist eine große Erfahrung, ein Stück neuen Lebens. Egal wer gestorben ist, ein Freund, ein Tier, ein Mensch.

Trost ist die Perspektive, die der Überlebende für sein Weiterleben nach dem Tod eines geliebten Wesens gewinnt.

Wer weiterleben will, muss sich trösten.

Wer wieder ein Tier haben will, muss das Gefühl des Getröstet-Seins verspüren.

Wer nicht Abschied genommen hat, wer keinen Trost empfindet, würde dem neuen Tiergefährten kein guter Mensch sein.

Wer keinen Trost findet, wer aus dem Trauern nicht hinausfindet, kann nicht weitergehen.

Wer keinen Trost findet, kann sich nicht angenehm, nicht positiv an seinen Gefährten erinnern, nicht die zurückblickende Freude, so einen guten Gefährten gehabt zu haben, empfinden.

»Und wenn du dich getröstet hast (und man tröstet sich immer), wirst du froh sein, mich gekannt zu haben.« (Antoine de Saint-Exupéry, »Der kleine Prinz«)

Wer das Sterben nicht als Teil des Lebens erkennt, wird keinen Trost finden. Trotzdem kann ein schwerer Abschied das Sich-Trösten-Lassen erschweren.

»Wir haben uns ein halbes Jahr lang nicht nach Hause getraut«, gestehen die ehemaligen Besitzer eines Gordon Setters. »Und wenn wir in unser zweites Zuhause kamen, war es genauso schlimm.«

Nach dem Tod des Hundes konnten sie ihr Zuhause nicht ertragen, die leeren Plätze nicht sehen. Ihr Hund war an den Folgen eines Zeckenbisses, den er sich in ihrem zweiten Zuhause zugezogen hatte, nach langer schwerer Krankheit gestorben. Dass sie nun keinen Hund mehr haben würden, da sie viele Monate des Jahres in der Region verbrachten, in der es die besonders gefährlichen Zecken gibt, hatten sie beschlossen. Sie wollten nicht noch einmal so ein Leiden, so einen schweren Abschied von einem geliebten Hund erleben. Vier Jahre später sprechen sie über den Tod ihres Hundes, ab und zu mit einem Lachen unterbrochen – dieses Lachen, das Schlimmes erträglicher machen und die bösen Geister fernhalten soll.

Sie schützen sich vor schmerzlichen Erfahrungen und handeln wohl auch vernünftig, aber das Gefühl, dass sie dem Hund ein langes Leiden nicht ersparen konnten, obwohl sie alles medizinisch Mögliche getan haben, nagt an ihrem Wohlbefinden und verhindert, dass sie das Stadium des vollen Trostes, des Sich-getröstet-Fühlens erreichen. Selbstverständlich leben sie weiter. Sie haben auch einen Hoffnungsschimmer, denn sobald es einen sicheren Zeckenschutz gibt, werden sie wieder einen Hund haben. Doch bis zu diesem Zeitpunkt sind ihre Gefühle verwundbar, wenn das Thema Hund angespro-chen wird.

Arthur Schopenhauer, Philosoph und Hundeliebhaber, wusste, dass kein Leben ohne Sterben zu haben ist, dass der Kreislauf von Leben und Tod vielleicht aber einen tieferen Sinn hat, so traurig die Zurückbleibenden auch sind.

»Jedes neugeborene Wesen zwar tritt frisch und freudig in das neue Dasein und genießt es als ein geschenktes: aber es gibt und kann nichts Geschenktes geben. Sein frisches Dasein ist bezahlt durch das Alter und den Tod eines abgelebten, welches untergegangen ist, aber den unzerstörbaren Keim enthielt, aus dem dieses neue entstanden ist: sie sind ein Wesen. Die Brücke zwischen Beiden nachzuweisen, wäre freilich die Lösung eines großen Rätsels.«

(Arthur Schopenhauer, »Die Welt als Wille und Vorstellung«)

Vorstellungen von einem tieferen Sinn hinter dem Tod eines jeden Lebewesens können den Trauernden Trost geben, sprich, dem Schmerz des Verlustes eine Perspektive entgegensetzen, die so stark, so positiv ist, dass sie neue Kraft gibt, Mut und Lust macht weiterzuleben, auch ohne das geliebte Wesen.

Das Tibetanische Totenbuch ist ein geheimes Buch, das sich auf der Grundlage uralter asiatischer Weisheit mit dem Verhalten Verstorbener im Zwischenzustand zwischen Tod und Wiedergeburt befasst. Es ist ein Lehrmeister in der Kunst des Sterbens, das auch den Weg zeigt, »durch Erkenntnis und Willen zu einer übernormalen Geburt in ein Paradies zu gelangen«, wie im Vorwort zu lesen ist.

Auf die lebensferne und gefährliche Neigung, den Gedanken an den Tod aus dem Leben zu verdrängen, macht das Vorwort aufmerksam:
»Die Kunst zu sterben ist ebenso wichtig wie die Kunst zu leben. Unsere Zivilisation versteht es meisterhaft, die Beschäftigung mit dem Tod aus dem Bewusstsein der Menschen zu verdrängen. Verdrängungen aller Art aber wirken sich verhängnisvoll aus. Der westliche Mensch steht rat- und hilflos dem Sterben gegenüber – obschon keiner um den Tod herumkommt.«

Trauer, Schmerzen, Tränen sind berechtigt, notwendig, sinnvoll, sie haben ihre Zeit … und ihre Grenzen, denn das Leben geht weiter.
Es ist keine Treulosigkeit, sich zu trösten und weiterzugehen.
Es ist das Los der Überlebenden, das Gesetz des Überlebens und auch die Pflicht der Überlebenden.

Kein Trost ohne Schmerz

Es gibt keinen Trost ohne Schmerz. Um Trost zu empfinden, müssen wir den Schmerz annehmen. Je mehr wir das Schmerzgefühl um den Verlust eines geliebten Wesens abwehren, umso mehr wird dieses sich zurückmelden. Das Gefühl der Trauer ist berechtigt und wichtig, um Trost zu finden.

Wenn wir das Bedürfnis haben, nach dem Tod des Tieres zu weinen, uns unserem Schmerz hinzugeben, darüber zu reden oder uns zu verkriechen, dann sollten wir genau das tun.
Ablenkung, Zerstreuung, jetzt endlich etwas zu tun, wozu wir durch unsere Beschäftigung mit dem Tier nicht die Zeit hatten, helfen nicht, dem Schmerz zu entrinnen, und können verhindern, dass sich nach einer Zeit wohltuender Trost einstellt.

Sicherlich wirft der Schmerz, das Verlusterlebnis Fragen auf, die wir nicht wirklich beantworten können. Vergänglichkeit zu erfahren, weckt Furcht vor der Vergänglichkeit von allem.

»Das Problem ist, dass diese »Weg vom Schmerz«-Parolen nicht funktionieren. Ich kann mich in Arbeit stürzen, ich kann alle Zerstreuung der Welt suchen, ich kann zum entferntesten Punkt der Erde reisen, meine Trauer wird wie ein Schatten mit mir gehen. Sie wird sich immer wieder bemerkbar machen und mich – einmal leiser und einmal lauter – daran erinnern: »Du, ich bin noch da, ich bin immer noch da!«

Hilfreich, heilend, tröstlich ist nur der andere Weg: hin zum Schmerz.
Also achtsam sein für meine Gefühle,
aufmerksam sein für meine Erinnerungen,
freundlich sein zu meinem Kummer,
liebevoll sein zu dem, was weh tut.«

So raten Angelika und Waldemar Pisarski in ihrem Ratgeber »Das Sterben ins Leben holen«.

Ja, wir sprechen hier »nur« über das Sterben von Tieren, gewissermaßen eine Trauer im Kleinen(?).

Trauer um Menschen, Trauer um Tiere, der Schmerz ist in vielem gleich und in vielem verschieden und immer eine ganz persönliche, individuelle Empfindung.

Für Kinder kann beim Tod ihres Tieres tatsächlich eine Welt zusammenbrechen, können sich Abgründe auftun. Wunden in der Seele muss der Verlust eines Tieres jedoch nicht hinterlassen, wenn die Erwachsenen die Trauer der Kinder ernst nehmen. Doch nicht nur für Kinder ist es schlimm, wenn sie ein tiefes, aufrichtiges Gefühl haben und es nicht zeigen dürfen, weil es falsch sein soll.

Wie kann es falsch sein, um das Kaninchen zu weinen, das so viel Freude gemacht hat?

Auch Erwachsene sollten für erwachsene Menschen Verständnis haben, wenn einer mehr Tränen um das Tier vergießt als der andere, wenn die Trauer fast irreal erscheint. So verliert eine allein lebende Frau ihren Hundefreund nach vierzehn Jahren. Ihr Schmerz ist ein anderer, ist tiefer, schwerer, als wenn ein Familienhund von uns geht und Kinder, Eltern, Verwandte helfen, den Verlust zu tragen.

Der Schmerz gehört zur Heilung, zum Trost. Deswegen ist es so wichtig, dass wir uns ihm stellen.

Wenn der Schmerz da ist, ist es richtig, traurig zu sein, schließlich hat man etwas Schlimmes erlebt. Wenn wir empfinden, sehen, warum wir so traurig sind, können wir das Verlusterlebnis besser bewältigen, es brodelt nicht als dumpfe Bedrücktheit oder Niedergeschlagenheit, als Antriebsmangel in uns weiter, es sucht sich keine anderen Wege in Körper und Seele, die uns krank machen können, weil wir nicht zur rechten Zeit trauerten.

Wenn die Zeit zum Trauern ist, dürfen wir die Trauer nicht zurückweisen, sie kann sonst nicht mit Abschied und Trost abschließen. Wir werden krank, misstrauisch gegenüber berechtigten Emotionen.

Wenn ich nicht trauere, brauche ich auch keinen Trost.

Doch was kann beim Verlust eines lieben Wesens trösten?

Der trauende Mensch lernt, dass seine Erwartungen nicht mehr erfüllt werden, dass die Katze nicht mehr schnurrend um seine Beine streicht, wenn er nach Hause kommt, dass der Hund nicht mehr vor seinem Bett liegt, ihn nicht mehr auf dem Spaziergang begleitet, dass er nicht mehr in die lieben, geheimnisvollen, beruhigenden, wunderschönen Augen seines Tieres blicken kann.

Als das ältere Ehepaar seinen Dackel, der elf Jahre lang ihr Gefährte war, verlor, gingen sie beharrlich und tapfer jeden Tag die Wege, die sie mit ihrem Hund täglich gegangen waren. Tag für Tag, Woche für Woche lernten sie, ohne ihren Jogi zu leben, sie wurden fähig, über den Tod ihres Tieres zu sprechen. Schließlich waren sie fähig, ihre Tierliebe einem anderen Vierbeiner zu schenken.

Die Zeit heilt Wunden, heißt es. Das Gefühl des Vermissens wird im Laufe der Zeit schwächer, weil der zurückbleibende Mensch Tag für Tag die Erfahrung macht, mein Gefährte ist nicht mehr da, sein Platz bleibt leer. Tag für Tag werden Erwartung und Enttäuschung geringer.

Aber bringt diese Erfahrung des Sich-Gewöhnens Trost?

Trost durch eine weise Einfalt

»Der Weise sucht keine Erleuchtung. Er macht sich nicht verrückt mit Veränderungen in seinem Leben.«

Das Sprichwort zitieren Siegfried Brockert und Heinz Brockert in ihrem Buch »Stress«.

Stirbt ein Tier, mit dem ein Mensch jahrelang sein Leben geteilt hat, ist das eine gravierende Veränderung. Sie ist eine aufdiktierte Veränderung, die der Mensch hinnehmen muss. »Sich Verrücktmachen« hilft nicht.

Was ist denn »Sich Verrücktmachen«?

Es ist das grübelnde, endlose Hinterfragen, das Rückgängigmachen-Wollen, das Hätte-Wenn-und-Aber.

Darum braucht der zurückbleibende Mensch Trost.

Trost ist seine Antwort auf den Verlust. Trost ist neuer Mut. Diese Antwort kann er aus seiner Lebenserfahrung, aus seiner Einstellung, seinen Vorstellungen, seinem Glauben, der Hilfe von anderen Menschen, der Zuwendung eines Tieres gewinnen.

Trost ist das Akzeptieren des Abschieds. Er folgt dem Abschied. Er ist das Rüstzeug zum Weitergehen.

Durch den Tod seines Tieres kann der Mensch Einsichten über Leben und Tod gewinnen, die ihn trösten, die seiner Seele und seiner Persönlichkeit gut tun.

»Gegen seinen Willen stirbt, wer nicht zu sterben gelernt hat. Lerne zu sterben und du wirst lernen zu leben, denn niemand wird lernen zu leben, der nicht gelernt hat zu sterben.«

Weg aller Wege: er lehrt den Menschen das Sterben. (»The Book of the Craft of Dying« in Das Tibetanische Totenbuch)

Wir Menschen wissen nicht, was genau das Leben ist und schon gar nicht, was Tod bedeutet. Welche Energien bleiben, wo gehen sie hin? Also schaffen wir uns Konstrukte, Glaubenssätze, Vorstellungen. Sie sollen erklären. Sie sollen trösten. Sie sind Versuche, Bollwerke, vielleicht auch wohlfeile Hilfsmittel, Fassungslosigkeit auszudrücken und zu überwinden. Sie helfen. Darum sind gläubige Menschen stärker als ungläubige, sind beneidenswert, weil sie sich nie allein und ohne Zuflucht fühlen.

Wenn wir uns darauf einlassen, ein Lebewesen, ob Mensch oder Tier, in unser Leben zu lassen, gehen wir das Risiko ein, sein Ende mitzuerleben, zurückzubleiben, zu überleben. Das Wagnis einzugehen, einen Menschen oder ein Tier zu lieben, kann sehr wehtun.

Trost contra Treue?

»Sei getröstet, Du kleiner Hund, auch Du wirst bei der Auferstehung eine goldene Rute tagen.« so tröstete, beruhigte oder vertröstete der Kirchenreformer Martin Luther den Hund.

Dem lebenden Hund wird die Verheißung wohl nicht weiter wichtig sein.

Wenn das Tier sein Leben genießen darf, wenn es auf Erden ein gutes Leben hat, braucht es keinen Trost, der auf ein Leben, ein Ereignis irgendwann hinweist. Schlimm wäre es, wenn das Tier auf Erden schlecht behandelt würde, ein miserables Leben hätte. Dann wären Luthers Worte eine Vertröstung auf etwas, von dem letztlich kein Mensch wirklich weiß, ob es existiert.

Tiere wollen keine Friedhöfe, sie wollen toben, tollen, lebendig sein, sie brauchen Wiesen, Freiräume, Artgenossen. Wenn ihre Menschen ihren lebenden Tieren das gegeben haben, dann werden diese Menschen nach einer Zeit der Trauer und des Abschieds bald Trost empfinden.

»Dieser Trost kann unter Umständen so schnell und vollkommen sein, dass man etwas wie Scham über die Treulosigkeit gegenüber dem alten Hunde empfindet. Auch hier wiederum ist der Hund treuer als der Mensch, denn wäre der Herr gestorben, sein Hund hätte im Laufe eines halben Jahres gewiss keinen Ersatz gefunden, der ihn tröstete!« So philosophierte Konrad Lorenz in »So kam der Menschen auf den Hund« über einen Nachfolge-Hund.

Konrad Lorenz liegt mit seiner Annahme nicht ganz richtig. Es gibt natürlich beeindruckende Geschichten von Tieren, die sich nach dem Tod ihres Menschen keinem anderen Menschen mehr anschließen, ihm bis über den Tod hinaus treu bleiben oder, anders gesagt, nicht umlernen. Die Mehrzahl der Tiere aber, deren Menschen vor ihnen sterben, ist jedoch fähig zum Trost und in der Lage ein neues Leben zu beginnen, sich anderen Menschen neu mit Liebe und Hingabe anzuschließen.

Der zurückbleibende Mensch sollte sich nicht mit idealisierten Treue-Vorstellungen und Schuldgefühlen plagen. Wer seinem Tier während seines Lebens die Treue hält und es verantwortungsbewusst behandelt, muss sich nach seinem Tod nicht mit Schuldgefühlen martern. Einem toten Tier soll der Mensch nicht die Treue halten, das würde seine Zuneigung zu anderen Tieren blockieren. Seine Zuneigung auf dieses eine Tier zu fixieren, würde dazu führen, dass der Mensch untröstlich wäre, wenn er sein Tier verliert.

Untröstlich fühlen wir uns in den ersten Stunden und Tagen. Mancher Mensch, der um sein Tier trauert, mag in der ersten Zeit nach dessen Tod, die Freunde seines Tieres nicht sehen, weil sie ihn schmerzlich an sein nun totes Tier erinnern.

Besonders, wenn das Tier plötzlich stirbt, reagieren seine Menschen oft mit einer Abneigung gegen den Gedanken, wieder ein Tier in ihr Leben zu nehmen.

Der Widerstand fungiert als eine Art von Selbstschutz, weil die schmerzhafte Erfahrung des Abschieds noch zu präsent ist. Die Menschen sind mit ihrem toten Tier noch so verbunden, dass sie es als Treuebruch empfinden, einem anderen Tier ihre Zuneigung zu geben. Außerdem fürchtet jeder Mensch den Schmerz und glaubt, sich davor schützen zu können. Und sei es nur mit der Aussage: Nie wieder ein Tier!

Die Empfindungen sind meist eine Phase des Sich-Lösens und bald ist der Mensch wieder bereit, ein Tier in sein Leben zu nehmen, ja, kann es vielleicht ohne Tier nicht mehr aushalten.

Er wird es nicht vergessen. Doch darf er nicht denken, es gab nur dieses eine Tier in seinem Leben, es war so vollkommen, dass kein anderes Tier es je ersetzen kann.

Wenn der Mensch, dessen Tier gestorben ist, sich wieder einem neuen Tier zuwendet, wieder einen Tiergefährten in sein Leben holt, hat das mit Ersetzen wie man einen Gegenstand ersetzt, nichts zu tun. Ausschlaggebend ist immer die Beziehung zum Tier. Wer einem Tier ein Zuhause und ein gutes Leben gibt, handelt im besten Sinne des Tieres. So ein Verhalten und Handeln bietet als Rückblick und als Zukunftsperspektive den schönsten, den wirkungsvollsten Trost.

Kann ein Tier trösten?

Ja, ein Tier kann trösten. Doch sollte das Tier schon länger mit dem Menschen zusammenleben, weil es seinen Menschen dann versteht, weiß, dass er traurig ist, sicher auch mittrauert. Und was das Wunderbare ist, das Tier fühlt sich durch das traurige Verhalten nicht abgelehnt, nicht vernachlässigt, nicht ungenügend geliebt, wie es bei Menschen so oft geschieht.

Ist der Schmerz noch sehr frisch, würden wir abraten, sich mit einem neuen Tier zu trösten. Traurigkeit überträgt sich und ist ein schlechter Boden für eine gute, liebevolle Beziehung.

Ein neuer Tierkamerad könnte sich mit seinen feinen Antennen für die Stimmungen der Menschen irritiert fühlen, weil er seinen Menschen noch nicht kennt. Wenn dieser traurig, abgelenkt, vielleicht sogar gereizt ist, könnte der neue Tierkamerad die Gefühle auf sich beziehen und sich abgelehnt fühlen.

Wer sich in der Trauer ein Tier anschafft, um sich zu trösten, wenn er noch nicht Abschied genommen hat, noch keinen Trost über den Verlust des vorherigen Tieres empfindet, kann dem neuen Tier oft kein guter Menschengefährte sein.

Der Trost über den Verlust des geliebten Tieres sollte ein Stadium erreicht haben, in dem die Gedanken und Gefühle nicht mehr vorrangig von dem toten Tier besetzt sind. Natürlich denkt man noch an den langjährigen Gefährten, aber an sein ganzes Leben, an die schönen Zeiten und nicht überwiegend an seinen Tod. Das tote Tier ist nicht vergessen, aber der Mensch verspürt Lust und Freude auf einen neuen Tiergefährten. Er muss mit seinem Herzen Ja zu einem Neuanfang sagen können. Er sollte das Stadium des Trostes erreicht haben.

Coco kam im Juli, drei Monate nach Jouckas Tod. War das zu früh? Erst glaubte sie, dass sie diesen Hund nicht wirklich lieben könnte, obwohl er so drollig, so wunderschön, so anhänglich war. Die Zuneigung kam auf leisen, samtigen, dicken Pfoten, ganz allmählich und wie von unsichtbarer Hand geführt.

Tröstende Vorstellungen

»Ich will, dass er zurückkommt«, sagte Lukas. Er merkte, dass er wieder einen Kloß im Hals hatte. »Vielleicht geht es ihm besser, wenn er wieder wild herumstreunen kann in diesem Regenwetterland«, sagte Axel. »Katzen mögen keinen Regen«, antwortete Lukas. »Aber Munkel ist doch verschwunden, als es wie aus Eimern goss«, sagte Axel. »Vielleicht ist er ein besonderer Kater, der schlechtes Wetter gern mag.«

Lukas wurde nachdenklich. Vielleicht hatte Papa ja Recht? Vielleicht war Munkel der einzige Kater auf der Welt, der Regen liebte? Aber wo war denn das Regenwetterland? Er fragte Axel.

»Niemand weiß genau, wo dieses Land liegt«, antwortete Axel. »Aber so viel weiß ich, dass alle Katzen, die dort leben, immer einen Sonnenschirm aufspannen, wenn die Sonne scheint. Wenn es regnet, sitzen sie in ihren Gärten und fühlen sich wohl. Die Tropfen sind warm und manchmal ist es so heiß, dass man irgendwo hingehen muss, wo die Sonne scheint, um ein wenig Schutz und Kühle zu suchen.«

»Ein komisches Land«, sagte Lukas. »Gibt es das auf der Landkarte?« »Nein«, sagte Axel. »Aber die ganz besonderen Katzen finden auch so dahin. Sie brauchen keine Landkarten. Sie folgen den Regenwolken und schließlich kommen sie an.«

»Gibt es in dem Land etwas zu essen?« fragte Lukas. »Dort gibt es alles, was Katzen brauchen«, sagte Axel. »Nirgendwo anders geht es Katzen so gut wie im Regenwetterland.«

Lukas wusste nicht recht, was er glauben sollte. Natürlich erzählte ihm Axel nur ein Märchen. Aber es war ein schönes Märchen. Der Gedanke an Munkel war leichter.

Diese Trostszene stammt aus der Geschichte »Ein Kater schwarz wie die Nacht« des schwedischen Krimiautors Henning Mankell.

Ist der Tod vielleicht gar nicht so schlimm? Die Menschen schaffen sich Vorstellungen, die den Tod weniger tragisch erscheinen lassen.

Der Gedanke an den Tod ist jedoch für viele Menschen beängstigend. Da scheint die Vorstellung einer möglichen Wiedergeburt trostspendend.

Einsichten und Denkanstöße in diese Richtung vermittelt zum Beispiel Nawang Gehle, ein hoher buddhistischer Weiser, in seiner Schrift »Leben ist Sterben, Sterben ist Leben.«

»Es ist das Geheimnis der Welt, dass alle Dinge weiter bestehen und nicht vergehen, sich nur ein wenig aus der Sicht zurückziehen, um später wiederzukehren.«

Das war die Überzeugung von Ralph Waldo Emerson, dem Schriftsteller und Denker, der die Transzendentalphilosophie stark beeinflusste.

Es ist gewiss kurzsichtig und menschlich begrenzt, wenn wir meinen, alles zu wissen.

Ich kenne das nicht, also ist es falsch, kann nur ein totaler Ignorant sagen.

Wer weiß schon, wie es mit der Lebensenergie weitergeht, wenn sie nicht mehr sichtbar und fühlbar in einem bestimmten Tier, in einem bestimmten Menschen steckt? In wie vielen Formen kann das Leben sich zeigen?

»Es gibt mehr Dinge im Himmel und auf Erden als eure Schulweisheit, Horatio.«

(William Shakespeare, »Hamlet«)

Zurück zur Freude finden

Wenn wir als Zurückbleibende Freude empfinden können, mit Freude uns an unser nun totes Tier erinnern können, die schönen Erinnerungen da sind, dann haben wir Trost gefunden.

Wenn das Gefühl der Dankbarkeit für das Erlebte überwiegt, wird die Erinnerung zur Freude. So formulierte es der Theologe Dietrich Bonhoeffer, der so kurz vor Kriegsende von den Nationalsozialisten ermordet wurde:

»Je schöner und voller die Erinnerung, desto schwerer ist die Trennung. Aber die Dankbarkeit verwandelt die Erinnerung in eine stille Freude. Man trägt das vergangene Schöne nicht wie einen Stachel, sondern wie ein kostbares Geschenk in sich.«

»Freude«, so sagte Erich Fromm in seinem Buch »Haben oder Sein«, »ist kein ‚Gipfelerlebnis', das kulminiert und abrupt endet, sondern eher ein Plateau, ein emotionaler Zustand, der die produktive Entfaltung der dem Menschen eigenen Fähigkeiten begleitet. Freude ist nicht die Ekstase, das Feuer des Augenblicks, sondern die Glut, die dem Sein innewohnt.« Darum »spielt Freude in den religiösen und philosophischen Systemen, die im Sein den Sinn des Lebens sehen, eine zentrale Rolle.«

Auch der Buddhismus beschreibt das Nirwana als einen Zustand der Freude.

Wir beziehen uns weiter auf Erich Fromm:

»Das Alte Testament und die spätere jüdische Tradition warnen zwar vor der Lust, die mit der Befriedigung von Begierden verbunden ist, sehen aber in der Freude die Grundstimmung, die das Sein begleitet. Das Buch der Psalmen endet mit der Folge von fünfzehn Gesängen, die ein einziger Hymnus an die Freude sind. Die dynamischen Psalmen, die in Furcht und Trauer beginnen, enden in Freude.« Später fährt er fort:

»Die prophetische Literatur ist überreich an Verkündigungen der Freude, etwa in folgenden Passagen: ‚Dann freut sich das Mädchen beim Reigentanz, jung und alt sind fröhlich. Ich verwandle ihre Trauer in Jubel.' (Jer 31, 13).«

Die gleiche Bedeutung der Freude finden wir im Talmud, der Sammlung von religiösen Vorschriften des nachbiblischen Judentums. »Freude«, so Fromm, »wird als so wichtig angesehen, dass nach talmudischem Gesetz die Trauer um einen nahen Verwandten, dessen Tod weniger als eine Woche zurückliegt, durch die Freude des Sabbat unterbrochen werden muss. Die chassidische Bewegung, deren Motto der Vers aus den Psalmen ‚Dienet dem Herrn mit Freuden' (Ps 100,2) war, schuf einen Lebensstil, in dem Freude ein wesentliches Element war. Traurigkeit und Niedergeschlagenheit galten als Anzeichen spiritueller Verwirrung, wenn nicht gar als Sünde.

Im Christentum weist schon die Bezeichnung ‚Evangelium' – Frohe Botschaft – auf die zentrale Bedeutung der Freude hin. Im Neuen Testament wird mit Freude belohnt, wer dem Haben entsagt, während Traurigkeit das Los desjenigen ist, der an seinem Besitz festhält (vgl. Mt. 13,44 und 19,22). Aus vielen Aussprüchen Jesu erhellt, dass für ihn Freude eine Begleiterscheinung des Lebens in der Existenzweise des Seins war. In seiner letzten Rede an die Apostel spricht Jesus über die Freude in ihrer letzten Bedeutung: ‚Dies habe ich zu euch gesagt, damit meine Freude in euch ist und damit eure Freude vollkommen wird'. (Jo, 11,15)«

Dann verweist Erich Fromm auf den großen Denker des 17. Jahrhunderts Spinoza:

»Spinoza räumt der Freude in seinem anthropologisch-ethischen System einen beherrschenden Platz ein. ‚Freude', sagt er, ‚ist der Übergang des Menschen von geringerer zu größerer Vollkommenheit. Trauer ist der Übergang des Menschen von größerer zu geringerer Vollkommenheit.'

Spinozas Äußerung wird erst dann ganz verständlich, wenn wir sie in den Kontext seines ganzen Denksystems stellen. Um nicht zu verfallen, muss der Mensch versuchen, sich dem ‚Modell der menschlichen Natur' zu nähern, das heißt, ein optimal freier, vernünftiger, tätiger Mensch zu werden. Er muss das Gute, das seiner Natur als Möglichkeit innewohnt, ausschöpfen. Gut ist für Spinoza das, ‚wovon wir gewiss wissen, dass es ein Mittel ist, dem Musterbild der menschlichen Natur, das wir uns vorsetzen, näher und näher zu kommen ... schlecht dagegen das, wovon wir gewiss wissen, dass es uns hindert, diesem Musterbild zu entsprechen'. Freude ist gut, Trauer (tristitia, besser mit Traurigkeit, Schwermut übersetzt) ist schlecht. Freude ist Tugend. Traurigkeit ist Sünde.

Freude also ist es, was wir auf unserem Weg hin zum Ziel der Selbstverwirklichung erleben.«

Der russische Schriftsteller Fjodor Dostojewski sprach von der ungetrübten Freude der Tiere, die Gott ihnen gegeben hat. Wir können sie an unseren Tieren beobachten und uns glücklich und getröstet fühlen, wenn wir nur ein bisschen von dieser Freude miterleben dürfen.

12.

Ein neuer Anfang

Die Lücke füllen
Bitte keine Idealisierung
Gibt es den besten Zeitpunkt für ein nächstes Tier?
Der neue Hausgenosse, manchmal steht er einfach vor der Tür.
Lassen Sie es zu.

Neuanfang gegen Ende

»Bei den Shawnee der Algonkin-Nation, die einst den nördlichen Teil des Bundesstaates New York bewohnten, wo unser Kloster liegt,« so erzählen die Mönche von New Skete in ihrem Buch »Wer kennt schon seinen Hund?«, »galt Kukumthena als Schöpferin, die Großmutter. Auch sie reist in Gesellschaft ihres Enkels und eines kleinen Hundes. Der Fortbestand der Schöpfung wird in diesem Mythos von keinem anderem als diesem kleinen Hund gesichert, denn jeden Tag arbeitet Kukumthena an einem großen Flechtkorb, und wenn er fertig ist, soll die Welt ihrem Untergang entgegengehen. Doch glücklicherweise macht der Hund ihre Tagesarbeit jede Nacht wieder zunichte. Wer sich des Öfteren durch einen Hundebiss um Teppich, Kleidungsstücke und Möbel gebracht sah, mag sich nur schwer davon überzeugen lassen, dass die Geschicklichkeit dieser Zähne auch ein so positives Ergebnis haben konnte. Gleichwohl ist dieser Mythos ein eindrucksvolles Beispiel für die traditionelle Wechselbeziehung zwischen Mensch und Hund.«

Die Geschichte ist auch ein Sinnbild dafür, wie die Tiere das Leben der Menschen erhalten.

Umgekehrt lässt die Geschichte auch erahnen, wie negativ es sich für das Leben der Menschen auswirken könnte, wenn es keine Tiere in ihrem Leben gäbe.

Lässt sich die Lücke schließen?

Ob das Tier plötzlich stirbt, eingeschläfert werden muss, verunglückt oder im Schlaf stirbt und einfach nicht mehr wach wird, im Leben der zurückbleibenden Menschen entsteht eine spürbare Lücke und Leere.

»Auch der natürliche Tod eines Haustiers kann im Haus eine trostlose Leere hinterlassen. Die Mönche von New Skete begannen ihre Zucht mit dem Kauf einer Hündin, nachdem ihr erster Schäferhund, Kyr, gestorben war, und zwar vorwiegend deshalb, weil Kyr so merkbar eine Lücke hinterlassen hatte.«
(zitiert aus: »Wer kennt schon seinen Hund?«, Die Mönche von New Skete)

Der Abschied, die endgültige Trennung von einem lieb gewonnenen Tier belastet die Menschen jedoch manchmal so sehr, dass sie nach dem schmerzlichen Abschied nie wieder ein Tier haben wollen. Zumindest vorerst.

Konrad Lorenz äußert Verständnis für solche Gefühle, führt dann aber in seinem Buch »So kam der Mensch auf den Hund« doch deutliche Einwände an:

»Eigentlich aber verüble ich es ihnen doch. Denn es ist im menschlichen Leben einfach unabänderlich, dass alle Freude mit Leid bezahlt werden muss, und im Grunde betrachte ich jeden als einen erbärmlichen Knicker, der sich die wenigen erlaubten und ethisch einwandfreien Freuden des Menschenlebens verkneift, aus Angst, die Rechnung bezahlen zu müssen, die ihm das Schicksal früher oder später präsentiert.«

Wenn Konrad Lorenz einen Menschen, der kein Tier mehr haben möchte, als »erbärmlichen Knicker« einschätzt, ist das zum Teil zutreffend, nämlich dann, wenn nur die Angst vor dem unausweichlichen Ende der Grund ist.

Allerdings ist es zu verstehen, dass eine schwere, lange Krankheit des Tieres oder ein schlimmer Unfall im Tierbesitzer eine Angstbarriere vor einem Neuanfang aufbaut. Er will so etwas nicht noch einmal erleben.

Dagegen spricht, dass er einem Tier, das ein Zuhause braucht, die Chance vorenthält, von ihm aufgenommen zu werden. Er nimmt sich außerdem die Chance, wieder neue, positive, lebensbejahende Erfahrungen zu machen und seine Angst zu verlieren.

Sie hatte vor dem schweren Schritt, Cathy einschläfern zu müssen, ihren Hausarzt um Rat und Hilfe gebeten. Sie weinte in der Praxis und sagte, dass sie nie wieder einen Hund wolle, der Schmerz sei zu unerträglich, das Abschiednehmen zu schwer. Dr.P. erzählte ihr eine Geschichte einer Patientin, die noch monatelang nach dem Tod des Ehemannes für ihn den Frühstückstisch deckte, zu Mittag kochte etc. Und er sagte: »Wenn Du so viel Angst hast *vor dem Leben, dann kannst Du Dich jetzt gleich auf einen Stuhl setzen und Dich nicht mehr bewegen. Dir wird nichts Schlimmes passieren, kein Unfall, keine Aufregung, kein Stress. Aber was alles entgeht Dir?«*

Doch eine gewisse Zeit des Abschiednehmens sollte man sich und seinem verstorbenem Freund gönnen.

Jeder Neuanfang ist auch mit neuer Verantwortung verbunden.

Ein Tier ist schnell wieder ins Haus geholt, aber man sollte sich auch immer die Frage stellen: kann ich dem neuen Tier die notwendige Zeit und Aufmerksamkeit widmen, kann ich es gleich wieder so lieben? Und, welches Tier passt jetzt am besten zu meinem Lebensstil und meiner körperlichen Kondition?

Ein vorschnelles Anschaffen eines Tieres kann unter Umständen den Menschen überfordern und dem Tier schaden.

Die Mönche von New Skete warnen:

»Viele Hundehalter reagieren auf den Tod eines Hausgenossen, indem sie sofort und unüberlegt loslaufen, um einen neuen Hund zu kaufen. Wir haben erlebt, wie Leute in Tränen aufgelöst auf dem Rückweg vom Tierarzt zu uns kamen. Sie erklärten, dass sie gerade ihren Hund verloren hätten und einen wollten, der ‚genau wie er' sein sollte. Nach unserer Erfahrung sind solche Hundefreunde besser beraten, wenn sie eine gewisse Zeit verstreichen lassen, ehe sie sich einen neuen Hund zulegen. Die trauernden Besitzer projizieren alle Qualitäten und Talente des verstorbenen Hausgenossen auf den neuen Hund und vergessen darüber allzu leicht, dass jedes Tier ein Individuum ist. So ist denn oft die Folge, dass ein neuer Hund Verhaltensstörungen entwickelt und sich in den neuen Situationen nicht zurechtfindet.

Besser ist es, eine Weile zu warten, bevor man sich zum Kauf eines neuen Hundes entscheidet. In der Zwischenzeit beginnen die Erinnerungen an den alten Hausgenossen zu verblassen, und die Vorfreude auf einen neuen Hund steigt. Besonders Kinder werden anfangen, um einen neuen Spielgefährten zu betteln.«

Ersatztiere haben es schwer. Ein Mensch, der den Verlust seines Tieres nicht ertragen und die Trauer nicht verarbeiten kann, schafft sich möglichst schnell ein neues Tier an. Das ähnelt dem gestorbenen Tier, wird aber in allem geringer eingeschätzt. Es wird nie an das vorherige idealisierte Tier heranreichen, wird nicht in seiner Eigenart anerkannt werden. Sein Mensch begegnet ihm nicht mit Freude, sondern mit Trauer und Kummer und mit Geringschätzung. Dadurch kann das neue Tier Depressionen, Dermatosen, Stoffwechselprobleme und Verhaltensstörungen bekommen

Vielleicht verwechselt der Mensch, der jahrelang mit einem Tier zusammengelebt hat, in den ersten Tagen noch den Namen und spricht den neuen Gefährten mit dem Namen seines früheren Tieres an. Doch diese Fehlleistung ist nicht weiter tragisch, sie wird durch das Umlernen bald bewältigt. Entscheidend ist, dass das Gefühl für den neuen Tiergefährten lebendig ist, dass sich eine neue, wunderschöne Partnerschaft aufbaut. Neu und anders.

Tiere können sich so unersetzlich gemacht haben, dass sie nach ihrem Tod für ihre zurückbleibenden Menschen eine sehr schwer zu füllende Lücke hinterlassen.

Krümel, eine blonde Spaniel-Spitz-Mix-Dame, war der ideale Hund für ihre Menschen, im Juweliergeschäft eine routinierte Besetzung, sie kannte den Tag ihrer Leute in und auswendig. Als die Hündin starb, waren ihre Menschen überzeugt, nein, so ideal könnte kein anderer Hund die Stelle ausfüllen. Selbstverständlich hatte Krümel diese Qualitäten erworben und war nicht als Geschäftsassistentin geboren worden. Doch da Krümel sehr alt wurde, waren die Menschen mit ihrem Hund ein so gut eingespieltes Team, dass sie sich keinen anderen Hundepartner vorstellen konnten. Vorläufig nicht.

Zwischen Gertrude Stein und Picasso gab es eine entscheidende Meinungsverschiedenheit: Gertrude Stein schaffte sich nach dem Tod ihres geliebten Pudels immer wieder einen Pudel an, der fast genauso aussah wie der verstorbene und auch denselben Namen erhielt. Picasso fand das furchtbar und kritisierte die große Dame der Literatur deswegen scharf.

Das neue Tier sollte sich vom vorherigen unterscheiden und auch einen anderen Namen tragen, meint E.A. Grollmann in seinem Buch »Mit Kindern über den Tod sprechen«.

Doch jedes Tier ist eine Persönlichkeit, ein unverwechselbares Individuum, auch wenn es von der gleichen Rasse, vom gleichen Geschlecht ist und vielleicht sogar den gleichen Namen trägt wie sein Vorgänger.

Das werden auch Kinder schnell feststellen.

Als die Dackelhündin Kora an Krebs gestorben war, waren die jüngeren Kinder der Familie sicher, sie wollten wieder eine Kora haben. Die älteren Kinder wollten keinen oder einen ganz anderen Hund. Letztlich zog eine braunweiße Münsterländerhündin namens Zilla ein, und es dauerte keine drei Wochen, da wollten alle Kinder beim Streicheln, Füttern, Spazierengehen, Spielen mit dem Hund die Nummer Eins sein.

Boris war ein imposanter schwarzer Bouvier, der ganzen Familie ans Herz gewachsen und besonderer Liebling der erwachsenen Tochter. Als der Hund schon mit vier Jahre starb, schenkte der Vater seiner Tochter einen ebenso aus-

drucksstarken Bouvierrüden, Boris 2. Glücklicherweise war der Vater voll und ganz für den Hund da, denn seine Tochter brauchte über ein Jahr um den Nachfolger ihres Boris 1 akzeptieren und ihm mit voller Zuwendung begegnen zu können.

Reif für neue Freundschaften

»Bedenk, was du nur willst, aber weine doch nicht!« sagt die Königin zu Alice in der Geschichte »Alice hinter den Spiegeln« von Lewis Carroll. Und Alice fragt die Königin: »Könnt Ihr denn mit dem Weinen aufhören dadurch, dass Ihr etwas bedenkt?« »Ja, so wird das gemacht«, sagt die Königin sehr entschieden. »Zwei Dinge auf einmal kann man ja nicht tun, oder?«

Richtig, zwei Dinge auf einmal kann oder sollte man nicht tun.

Mit der Ablenkung klappt es darum nicht immer. Wenn ein neues Tier die Aufmerksamkeit des trauernden Menschen fordert, kann dieser sich nicht mehr auf seine Trauer konzentrieren, sondern muss aktiv werden, muss sich um das lebende Tier kümmern.

Er muss umlernen. So kann das neue Tier gewissermaßen zu einer verhaltenstherapeutischen Maßnahme gegen die Trauer werden.

Doch bei so einer Maßnahme ist Vorsicht geboten. Zwei Dinge auf einmal kann man nicht tun. Wenn die Trauer noch zu groß ist, sollte man kein Tier zum Ablenken von der Trauer einsetzen. Das Tier könnte vernachlässigt werden. Vor allem aber spürt es die Trauer, bezieht die gedrückte Stimmung seines Menschen eventuell auf sich, fühlt sich nicht angenommen und entwickelt Fehlverhalten.

Der Mensch muss reif sein für eine neue Bindung, eine neue Verantwortung, eine neue Freundschaft. Und dafür gibt es einen richtigen Zeitpunkt.

»Was liege ich hier? … Wir liegen hier, als ob wir eine Chance hätten, eine ruhige Zeit zu genießen … Warte ich, bis ich etwas älter werde?«

Das Zitat aus Xenophons ‚Die Anabasis' stellt Richard Adams in seinem berühmten Kaninchen-Roman »Unten am Fluss« dem Kapitel »Hazels Entscheidung« voran.

Warten wir, bis wir älter werden? Das heißt, wir könnten Zeit vergeuden.

Andererseits könnten wir in dieser Zeit auch reifen.

Die Zeit, einen neuen Lebensabschnitt mit einem Tier zu beginnen, ist gekommen, wenn der Mensch sich bereit fühlt, das Leben seines gestorbenen

Tieres als ein gelebtes Leben zu betrachten, ein Leben, das sein Leben bereichert hat. Die Zeit ist da, wenn er dem neuen Tiergefährten mit seiner ganzen Aufmerksamkeit und Zuneigung begegnen kann.

Tiere bereichern unser Leben, können unsere Augen für unverstellte, natürliche Verhaltensweisen öffnen. Haustiere können für die Menschen ein Berührungspunkt zur Natur sein, eine Verbindung, die wir vielfach verloren haben.

Das setzt aber voraus, dass wir Verantwortung übernehmen, unsere Tiere nicht nur unseren Interessen unterordnen.

Tiere bereichern unser Leben auch auf einer geistigen Ebene, erweitern unser Verhaltensrepertoire.

Wer sich mit Tieren verständigen kann wie der heilige Franziskus, auf den sich die Mönche von New Skete beziehen, beherrscht keine bestimmte Technik, sondern versteht es, »den Tieren durch seine Körpersprache freundliche Gesinnung mitzuteilen.« so die Mönche. »Es gibt eine Art und Weise, sich einem Tier so zu nähern, die es den Eindringling als Freund und nicht als eine Bedrohung empfinden lässt. Franziskus zähmte den wilden Wolf von Gubbio vermutlich in ähnlicher Weise, wie Daniel sich mit den Insassen der Löwengrube verständigte (wenn die überlieferte Legende einen historischen Kern hat) – durch sensible Körpersprache.«

Es ist eine innere Einstellung, die die Welt der Tiere und die der Menschen vereint.

Und wieder die Mönche von New Skete:

»Franziskus sah alle Geschöpfe als seine Brüder und Schwestern, und allein aus diesem Grunde ist er ein Vorbild für alle Tierhalter, Ökologen, Naturschützer, kurz für jeden, der diese Verwandtschaft mit allem Leben und das Bewusstsein der Zugehörigkeit zur Natur entwickeln möchte.«

Unsere Haustiere sind eine Brücke. Wer die Welt der Menschen von der der Tiere und Pflanzen trennt, beutet die Tiere und die Erde aus.

Die Mönche von New Skete sagen: »Wo keine Liebe ist, kann sich kein wirkliches Verantwortungsgefühl entwickeln, keine echte Fürsorge, und beide sind unverzichtbar.«

Wirkliche Tierliebe ist von Verantwortung, Fürsorge und Respekt geprägt. Wirkliche Tierliebe ist Liebe zum Leben, dem Leben der gesamten Schöpfung, aller. Sie bestimmt, wie wir mit unseren Tieren umgehen und wie wir unsere Tiere anleiten.

Wenn die Beziehung zu unseren Haustieren zu voller Blüte gelangen soll, »müssen«, so die Mönche, »unsere Sensibilität und unser Bewusstsein gesteigert werden. Die unsichtbare, nicht definierbare Strömung, die wir Leben nennen, muss Gegenstand unserer Liebe sein. Wie wir selbst daran teilhaben, so auch andere Geschöpfe. Aber wir Menschen allein können die feinen Harmonien in der Partitur ausarbeiten. Tun wir es, werden wir unsere Welt wirklich erneuern und bereichern, wenn wir auch jenes goldene Zeitalter vollkommener Harmonie vielleicht nicht wiedergewinnen werden.«

Testamente

Hin und wieder machen sich tierliebende Menschen Gedanken, welche Wünsche ihre Tiere wohl für ein weiteres Leben ihrer Menschen in ihrem Sinne äußern würden und haben Testamente im Namen ihrer Tiere verfasst. Solche angenommenen Willensäußerungen der Tiere trösten die Menschen und geben ihnen eine Richtlinie für ihr Handeln nach dem Tod ihres geliebten Tieres.

Im Newsletter der Arbeitsgemeinschaft Tier war Ende 2004 folgendes Testament zu lesen:

»Das Testament eines Tieres

Wenn Menschen sterben, machen sie ein Testament, um ihr Heim und alles, was sie haben, denen zu hinterlassen, die sie lieben.

Ich würde auch solch ein Testament machen, wenn ich schreiben könnte.

Einem armen, sehnsuchtsvollen, einsamen Streuner würde ich mein glückliches Zuhause hinterlassen, meinen Napf, mein kuscheliges Bett, mein weiches Kissen, mein Spielzeug und den geliebten Schoß, die sanft streichelnde Hand, die liebevolle Stimme, den Platz, den ich in jemandes Herzen hatte, die Liebe, die mir zu guter Letzt zu einem friedlichen und schmerzfreien Ende helfen wird, gehalten im liebenden Arm.

Wenn ich einmal sterbe, dann sagt bitte nicht:

‚Nie wieder werde ich ein Tier haben, der Verlust tut viel zu weh!'

Such Dir ein einsames, ungeliebtes Tier aus und gib ihm meinen Platz.

Das ist mein Erbe. Die Liebe, die ich zurücklasse, ist alles, was ich geben kann.«

Und das ist eine ganze Menge, viel mehr als die Menschen den Tieren je zurückgeben können, wie der Dichter Christian Morgenstern bestätigte:

»Ganze Welten voll Liebe werden notwendig sein, um den Tieren ihre Dienste und Verdienste an uns zu vergelten.«

Der amerikanische Dramatiker Eugene O'Neill schrieb, um seine Frau und sich selbst zu trösten, das Testament ihres Hundes, als dieser gestorben war.

»Ich, Silverdene Emblem O'Neill (genannt Blemie), vergrabe, da die Jahre und meine Gebrechlichkeit schwer auf mir lasten, meinen letzten Willen und mein Testament in die Gedanken meines Herrn. Er weiß nicht, dass es dort existiert: er wird es erst erfahren, wenn ich tot bin. Dann, wenn er sich in seiner Einsamkeit an mich erinnert, wird er plötzlich wissen, dass es dieses Testament gibt. Ich bitte ihn, es zum Gedenken an mich immer zu beachten.

An materiellen Dingen hinterlasse ich wenig. Hunde sind klüger als Menschen. Sie verschwenden ihre Zeit nicht damit, Besitztümer zu horten. Sie rauben sich nicht den Schlaf damit, dass sie sich um Dinge sorgen, die sie nicht haben. Ich habe nichts von Wert zu vermachen außer meiner Liebe und meiner Treue. Diese hinterlasse ich all denjenigen, die mich geliebt haben, meinem Herrn, meiner Herrin, von denen ich weiß, dass sie am meisten um mich trauern werden ... Vielleicht ist es albern, so kurz vor meinem Tode, der alle Scheußlichkeiten und Eitelkeiten zunichte macht, solche Lobeslieder auf mich zu singen, aber ich war immer ein äußerst liebenswerter Hund.

Ich bitte meinen Herrn und meine Herrin, mich immer in Erinnerung zu behalten, aber nicht zu lange um mich zu trauern. In meinem Leben habe ich immer versucht, ihnen ein Trost zu sein, wenn sie Sorgen hatten, und in glücklichen Zeiten habe ich Ihnen Anlass zu zusätzlicher Freude gegeben. Der Gedanke, ich könnte ihnen durch meinen Tod Schmerzen zufügen, betrübt mich. Sie sollen daran denken, dass kein Hund ein glücklicheres Leben hatte (und das verdanke ich der Liebe und der Pflege, die sie mir zukommen ließen). Jetzt aber, da ich blind und taub und lahm bin und selbst mein Geruchssinn versagt, so dass ein Kaninchen direkt unter meiner Nase sitzen kann, ohne dass ich es wahrnehme, ist mein Stolz auf eine gebrechliche, verwirrte, demütigende Stufe gesunken. Ich fühle, das Leben verspottet mich, denn es hat mich zu lange in Anspruch genommen. Es ist Zeit, mich zu verabschieden, bevor ich zu krank werde und zu einer Last für mich und die, die mich lieben. Es stimmt mich traurig, sie zu verlassen, aber ich sorge mich nicht zu sterben. Hunde fürchten den Tod nicht, wie Menschen es tun. Wir akzeptieren den Tod als Teil des Lebens, wir sehen ihn nicht als etwas Fremdes und Schreckliches, das das Leben zerstört. Was wird nach dem Tode kommen, wer weiß das?«

Und nachdem Blemie seine Vorstellungen eines Hundeparadieses ausgeführt hat, fährt er fort:

»Ich habe noch eine letzte eindringliche Bitte. Ich habe gehört, wie meine Herrin sagte: ‚Wenn Blemie stirbt, werden wir keinen anderen Hund mehr haben. Ich liebe ihn so sehr, wie ich nie mehr einen anderen Hund lieben könnte.' Jetzt bitte ich sie, aus Liebe zu mir einen anderen Hund zu haben. Sie würde meinem Andenken einen schlechten Dienst erweisen, wenn sie niemals mehr einen Hund haben würde. Was ich gerne hätte, wäre, dass sie, nachdem ich in ihrer Familie gelebt habe, nicht mehr ohne einen Hund leben möchten.«

Liebe auf den ersten Blick

Die Menschen, die die Freundschaft eines Tieres erfahren haben, werden, so weit es ihnen möglich ist, wohl immer wieder ihr Leben mit einem Tier teilen.

Manchmal kommt ein neuer Tierkamerad einfach in unserem Leben und wir können ihm nicht widerstehen.

Manchmal hat ein früherer Tierkamerad seinen Menschen so geprägt, dass er mitbestimmt, wen der Mensch zu seinem Nachfolger macht.

Victor war in Würde gealtert. Auf seinem braunen Spanielgesicht hatte das Alter eine grauweiße Maske gezeichnet. Er verstand jede Geste und führte sein Leben, je älter er wurde, mit zunehmender Selbstverständlichkeit und unerschütterlicher Selbstständigkeit. Die Familienmitglieder hatten sich auf seine immer langsamere Gangart eingestellt, und die Treppe im Haus war mit einer rutschfesten Rampe versehen, um dem Hundegreis das anstrengende Treppensteigen zu erleichtern. Als Victor starb, hinterließ er eine große Fülle von Erinnerungen. Eine seiner Besitzerinnen hatte die Würde seines langen Hundelebens besonders geprägt: Victors Nachfolger sollte darum ein älterer Hund mit grauer Schnauze sein.

Als Bill, der Münsterländer, ihr weggenommen wurde, weil die Familie umzog, brach für das Mädchen eine Welt zusammen. Ein Jahr hat sie um ihn getrauert. Als sie viele Jahre später von Cathy hörte, die niemand haben wollte, weil sie zugebissen hatte und sich niemand fragte warum, nahm sie die charakterstarke Hündin – weil sie ein Münsterländer war.

Damit begann alles. Ein neues Leben, das so intensiv durch die Hunde bestimmt wurde, das überhaupt ohne Hunde nicht mehr denkbar wäre.

Manchmal kann man nicht an Zufall glauben. Es gibt Geschehnisse, die ineinander greifen.

Als sie Lady damals zu sich nahm, tat sie es deshalb, weil die Irish Setter Hündin mit sechs Jahren schon ein reifer Hund war und als Scheidungswaise sozusagen auf der Straße stand und weil es Liebe auf den ersten Blick war.

Aber sie hätte Lady niemals genommen, wenn der kleine schwarze Kater, der sie damals besuchen kam und den sie adoptiert hatte, nicht verunglückt wäre. Der hatte nämlich eine panische Angst vor Hunden. Eines Tages kam er nicht mehr. Sie fand ihn in einem Gebüsch an der Straße, offensichtlich von einem Auto getötet, aber dennoch unverkennbar, weil er so klein war.

Er war eine Zufallsbekanntschaft. Eines Morgens kam er ins Zimmer spaziert und da war er. Einige Wochen nach seinem Tod meldete sich Lady an.

Lady war eine Katzenhasserin. In Ladys letzten Lebenswochen kam wieder ein kleiner schwarzer Kater. Und weil er kein Zuhause hatte, adoptierte Ladys Besitzerin ihn – mit einem etwas schlechten Gewissen Lady gegenüber, die als blinde Greisin sicherlich noch immer Katzen hasste, aber ihren Hass nicht mehr mit Energie ausdrücken konnte. Als Lady eingeschläfert worden war und ihr Mensch nach ihrem Tod von der Tierärztin nach Hause kam, war dieses kleine, schwarze, beharrlich schnurrende Wesen da, als wäre nichts geschehen.

Zweimal schwarzer Kater ... oder:

Alles beginnt und alles endet zur rechten Zeit und am rechten Ort.

Jedenfalls ist Charly darum ein Katzen-freundlicher Hund. Denn das war die Voraussetzung für Ladys Nachfolger. Außerdem musste er die Bedingung erfüllen, ein neues Zuhause zu suchen und das etwa einen Monat nach Ladys Tod, denn das hielt Ladys und heute Charlys Besitzerin für einen geeigneten Zeitraum. Dass ihr mit Charly auch noch ein roter Setter, quasi als Ladys Vermächtnis, begegnete, ohne dass sie sich aktiv auf die Suche begeben hatte, kann sie kaum als Zufall betrachten.

Zum Weitergehen will der erste Schritt getan werden. Charly hat sie im Sturm mit sich gerissen.

Wenn die Bindung zu einem Tier erst einmal aufgebaut ist, kann man sich gar nicht vorstellen, dass sie irgendwann abreißt. Sie entwickelt sich in einem immer wieder neuen und zugleich selbstverständlichen Austausch.

Denn eigentlich, so sagt die Besitzerin eines Golden Retriever, die als Epileptikerin diesen Hund als ihren Helfer und Freund hat, verlangt er nicht viel von ihr: lediglich, dass sie ihn ebenso bedingungslos liebt wie er sie.

Wer sich bemüht, die Tiere zu verstehen, erlangt tiefere Einblicke in seine eigene Persönlichkeit, verfeinert sein Gefühl der Verantwortung, die wir Menschen für die Geschöpfe in unserer Umgebung, für einander und für alles Leben haben.

»Acht Monate alt, lebte er umherstreunend von der Beute seiner Jagd in der Nachbarschaft des Bois de Boulogne, und weil sein Blick es mir antat vor allen anderen, als ich ihn berührte und er sich seiner ganzen Länge nach ergeben vor mir auf den Rücken streckte, hab ich ihn an Kindes statt angenommen.«

Der Dichter Marcel Jouhandeau war begeistert von seinem Kater Minos.

»Wie wunderbar wir miteinander harmonieren, und immer aus freien Stücken, im gleichen Augenblick! Gewiss, wir kopieren einander nicht, aber unsere stummen Zwiegespräche zeugen von höchst erstaunlichen Übereinstimmungen. Von dir zu mir, von mir zu dir handelt es sich also hinfort nicht mehr um Autorität und Unterwerfung, um Bitten oder Befehle, sondern um ein unaufhörliches, wechselseitiges Erraten? Du hast meinem heimlichen Aufruf so sehr entsprochen, dass es schier unglaublich ist, bis in welche geringste Kleinigkeit und mit welcher Genauigkeit, was aber nur deshalb geschah, weil auch ich die Farben deiner Launen erriet, die Nuancen deiner Ansprüche, deiner Absichten, deiner sanftesten oder leidenschaftlichsten Aufmerksamkeiten.«

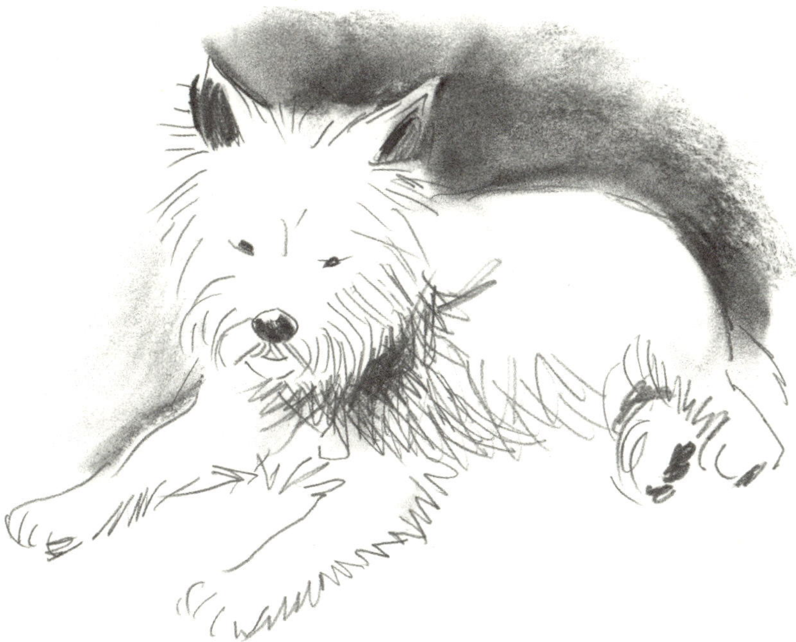

Epilog: Ein Geschenk des Himmels

Mensch und Tier,
sie gehören zusammen, sie geben sich viel. Wir wären glücklich, wenn unser Buch dem Leser das bewusst bzw. noch bewusster gemacht hat.

Ist es nicht tröstlich, ja beglückend es immer wieder erleben zu dürfen, die Liebe, die Zuneigung, das Vertrauen, die Treue zwischen Tier und Mensch, zwischen Mensch und Tier.

Zum Abschluss eine Geschichte, die es wunderbar verdeutlicht, dass der Mensch eine große Verantwortung für das Mitgeschöpf Tier trägt, gestern, heute und morgen.

Das Evangelium Jesu, Kap.34, 7-10

»Jesu kam in ein Dorf und sah dort eine kleine Katze, die herrenlos war, und sie litt Hunger und schrie zu ihm. Und er nahm sie hoch, hüllte sie in sein Gewand und ließ sie an seiner Brust ruhen.

Und als er durch das Dorf ging, gab er der Katze zu essen und zu trinken. Und sie aß und trank und zeigte ihm ihren Dank. Und er gab sie einer seiner Jüngerinnen, einer Witwe mit Namen Lorenza, und sie sorgte für sie. Und einige aus dem Volk sagten: »Dieser Mann sorgt für alle Tiere. Sind sie seine Brüder und Schwestern, dass er sie so liebt?« Und er sprach zu ihnen: »Wahrlich, dieses sind eure Mitbrüder aus der großen Familie Gottes, eure Brüder und Schwestern, welche denselben Atem des Lebens von dem Ewigen haben.

Und wer immer für einen der kleinsten von ihnen sorgt und ihnen Speise und Trank gibt in seiner Not, der tut dieses mir, und wer es willentlich duldet, dass eines von ihnen Mangel leidet, und es nicht schützt, wenn es misshandelt wird, lässt dieses Übel zu, als sei es mir zugefügt. Denn ebenso wie ihr in diesem Leben getan habt, so wird euch im kommenden Leben getan werden.«

Literatur

Quellen und Bücher zum Weiterlesen

Richard Adams: Die Hunde des schwarzen Todes

Richard Adams: Unten am Fluss

Eric Aldington: Von der Seele des Hundes

Franz Alt: Der ökologische Jesus – Vertrauen in die Schöpfung
Das Video von Dr. Franz Alt können Sie bestellen bei fechnerMEDIA GmbH

Philippe Ariès: Geschichte des Todes

Elizabeth von Arnim: Alle meine Hunde

Margot Benary-Isbert: Das Abenteuer des Alterns

Yann Arthus-Bertrand: Von Katzen und Menschen

Helmut Brackert / Cora van Kleffens: Von Hunden und Menschen

Siegfried Brockert / Heinz Brockert: Stress

Roger Caras: A Dog Is Listening. The Way Some of Our Closest Friends View Us.

Barbara Cramer: Friedhof und Denkmal

B. Cyrulnik, K.L. Matignon, F. Fougea: Tiere und Menschen

Barbara Davids: Eines Morgens war alles anders

Eugen Drewermann: Über die Unsterblichkeit der Tiere, 1998

Eugen Drewermann, Von Tieren und Menschen, 1998

Charles Dudley Warner, Calvin der Musterkater (In: Erna Zistel, Liebe zu Katzen)

Paul Eipper: Die gelbe Dogge Senta

Michael Ende: Ophelias Schattentheater

Susanne Fischer-Rizzi: Tierverbündete

Bruce Fogle: Games Pets Play

Erich Fromm: Haben oder Sein

Marjorie Garber: Die Liebe zum Hund

Nawang Gehle: Leben ist Sterben, Sterben ist Leben

Marion Giebel: Tiere in der Antike

E.A. Grollmann: Mit Kindern über den Tod sprechen 2000

Loyd Grossman: Der Hund. Der beste Freund des Menschen

Hans Hagen: Still, ich denke an das Huhn

Peter Hamm: Welches Tierπ gehört zu dir?

Meike Hinrichs: Künnas Reise

Marcy Houle: Wings for My Flight, The Peregrine Falcons of Chimney Rock

M. Oldfield Howey: Die Katze in Magie, Mythologie und Religion

Marcel Jouhandeau: Minos und ich. In: Das Leben und Sterben eines Hahns. Tiergeschichten.

B. Kern, H. Treutmann: Hundelexikon

Ursula Kirchberg, Heinrich Ellermann: Trost für Miriam

Jürgen Körner: Bruder Hund & Schwester Katze

Ernst Kreidolf: Das Hundefest

Doris Lessing: Das Katzenbuch

Astrid Lindgren: Der Drache mit den roten Augen

C. Scott Littleton: Das große Buch der Mythologie

Konrad Lorenz: So kam der Mensch auf den Hund

Konrad Lorenz: Er redete mit dem Vieh, den Vögeln und den Fischen

Claudia Ludwig: Wenn das Haustier stirbt

Thomas Mann: Herr und Hund

Jeffrey Masson: Hunde lügen nicht

Jeffrey Masson, Susan McCarthy: Wie Tiere fühlen
(zuerst unter dem Titel: Wenn Tiere weinen)

Die Mönche von New Skete: Wer kennt schon seinen Hund

Roger Mugford: Hunde auf der Couch

Scott O'Dell: Die Insel der blauen Delphine

Erhard Olbrich / Carola Otterstedt: Menschen brauchen Tiere

Jost Perfahl: Wiedersehen mit Argos

Pasqal Pieq, Jean-Pierre Digard, Boris Cyrulnik, Karine Lou Matignon:
Die schönste Geschichte der Tiere

Chapman Pincher: Dido, Ich lieb mein Hundeleben

Angelika und Waldemar Pisarski: Das Sterben ins Leben holen
(Broschüre vom Kindertagesstättenbund Bayern)

Antoine de Saint-Exupéry: Der kleine Prinz

Walter Schels/ Sabine Schwabenthan: Die Seele der Tiere

Antonie Schneider, Maja Dusikova: Leb wohl, Chaya

David Servan-Schreiber: Die neue Medizin der Emotionen

Harold Sharp: Das jenseitige Tierreich

Rupert Sheldrake: Der siebte Sinn der Tiere

Peter Singer: Verteidigt die Tiere. Überlegungen für eine neue Menschlichkeit.

Erika Stadler: Tiergeschichten

Carmen Stäbler: Abschied vom geliebten Tier

Pernilla Stalfelt. Und was kommt dann?

Elizabeth Marshall Thomas: Das geheime Leben der Hunde

Elizabeth Marshall Thomas: Das geheime Leben der Katzen

Das Tibetanische Totenbuch

Susan Varley: Leb wohl, lieber Dachs

Sina Walden, Gisela Bulla: Endzeit für Tiere

Wolfgang Wippermann/ Detlef Berentzen: Die Deutschen und ihre Hunde

Ursula Wolf: Das Tier in der Moral

Virginia Woolf: Flush

Erik Zimen: Der Hund

Die Autorinnen

Gisela Reinecke lebt als Autorin und freie Journalistin mit den beiden Hunden Dinah und Coco in Langenfeld.

Claudia Pilatus lebt als Autorin, Psychologin und Übersetzerin in Neuss. Ihr Hund Charly starb im Juni 2006.

Hat Ihnen dieses Buch gefallen?

Bei uns finden Sie noch mehr Lesefutter rund um den Hund – vom informativen Sachbuch zu Gesundheit, Erziehung, Ernährung oder die verschiedensten Beschäftigungsmöglichkeiten mit dem Hund über Rassebeschreibungen und Nachschlagewerke bis hin zum witzigen Geschenkbuch.

Wir haben uns seit über 25 Jahren auf Hundebücher spezialisiert, und sind ganz »Kynos« – »des Hundes« – wie die alten Griechen sagen würden.
Rufen Sie uns an – wir beraten Sie gerne.

Unser Verlagsprogramm erhalten Sie kostenlos und unverbindlich unter: